溃疡性结肠炎
一问一答

◎霍永利　杨　倩　刘建平　主编

河北科学技术出版社
·石家庄·

主　编　霍永利　杨　倩　刘建平
副主编　杨铸锋　郎晓猛　冯玉彦
编　委　王　雨　王亚辉　毛竞宇　孙润雪　安桂叶　李博林
　　　　宋艳琦　刘　昊　张晓艳　张晓玉　陆玉婷　娄莹莹
　　　　侯姿蕾　赵　楠　郭紫昭　董笑一　谢卜超　默雪梅
　　　　黄云曼

图书在版编目（CIP）数据

溃疡性结肠炎一问一答 / 霍永利，杨倩，刘建平主编. -- 石家庄：河北科学技术出版社，2020.11（2022.4重印）
ISBN 978-7-5717-0595-4

Ⅰ.①溃… Ⅱ.①霍… ②杨… ③刘… Ⅲ.①溃疡－结肠炎－中西医结合－防治－问题解答 Ⅳ.①R259.746.2-44

中国版本图书馆CIP数据核字(2020)第231175号

溃疡性结肠炎一问一答

霍永利　杨　倩　刘建平　主编

出版发行	河北科学技术出版社
地　　址	石家庄市友谊北大街330号（邮编：050061）
印　　刷	石家庄燕赵创新印刷有限公司
开　　本	787×1092　1/16
印　　张	10.75
字　　数	126千字
版　　次	2020年11月第1版
印　　次	2022年4月第2次印刷
定　　价	28.00元

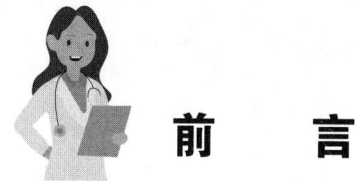# 前　言

　　溃疡性结肠炎是一种原因不明、诊断复杂、反复发作的疾病，目前尚无根治手段。患者往往需要长期服药甚至终身服药，增加了经济负担，而且身心健康和生活质量也会受到较大影响。

　　鉴于本病的长期性、复杂性和反复性，患者在治疗过程中难免会遇到许多问题和困惑，加之互联网上一些虚假广告的宣传让患者更是无所适从，尤其需要得到专业的指导和建议，由此我们编写了这本《溃疡性结肠炎一问一答》，旨在解答患者在治疗、用药、康复过程中的疑虑和困惑，以改善临床症状、提高患者生活质量和预防疾病的复发。

　　本书以通俗易懂的语言、一问一答的形式，从溃疡性结肠炎的发病原因、症状表现、规范用药、预防复发、食疗保健等方面入手，帮助患者正确认识该病，提高自我管理疾病的能力，并增加治疗疾病的信心。本书适合溃疡性结肠炎患者、家属及临床初级医师阅读参考。

　　衷心希望患者以良好的心态面对溃疡性结肠炎，遵医嘱配合治疗，与医生携手战胜溃疡性结肠炎。

编　者

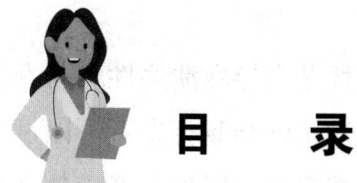

目 录

认识溃疡性结肠炎

什么是溃疡性结肠炎？/ 003
溃疡性结肠炎是由什么原因引起的？/ 003
溃疡性结肠炎是由细菌感染引起的吗？/ 004
溃疡性结肠炎是由病毒感染引起的吗？/ 004
溃疡性结肠炎与精神因素有关吗？/ 004
溃疡性结肠炎与饮食因素有关吗？/ 005
溃疡性结肠炎会遗传吗？/ 005
溃疡性结肠炎会传染吗？/ 005
什么样的人容易得溃疡性结肠炎？/ 006
怎样判断溃疡性结肠炎的严重程度？/ 006
为什么有些溃疡性结肠炎患者需要做手术？/ 007
吸烟会加重溃疡性结肠炎吗？/ 007
避孕药会加重溃疡性结肠炎吗？/ 008
感染寄生虫与溃疡性结肠炎有关系吗？/ 008
溃疡性结肠炎是免疫力低下造成的吗？/ 008
溃疡性结肠炎会变成癌症吗？/ 009
溃疡性结肠炎可以治愈吗？/ 009
溃疡性结肠炎女性患者可以怀孕吗？/ 010

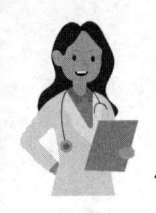

怀孕会导致溃疡性结肠炎加重吗？/010
溃疡性结肠炎患者可以过性生活吗？/011
溃疡性结肠炎患者为什么容易发生贫血？/011
溃疡性结肠炎患者最常见的死亡原因是什么？/011

溃疡性结肠炎的相关检查

诊断溃疡性结肠炎为什么要查大便？/015
溃疡性结肠炎大便检查会出现什么结果？/015
溃疡性结肠炎患者需要检查尿吗？/015
溃疡性结肠炎血液检查指标有哪些？/015
多次抽血化验对身体有影响吗？/016
溃疡性结肠炎患者必须做电子结肠镜检查吗？/016
得了溃疡性结肠炎需要做小肠CT吗？/017
得了溃疡性结肠炎需要做核磁吗？/017
得了溃疡性结肠炎需要做造影吗？/017
得了溃疡性结肠炎需要做B超吗？/018
患者有哪些症状时需要做电子结肠镜？/018
患者有哪些症状时不可以做电子结肠镜？/019
做电子结肠镜检查必须要清洁肠道吗？/019
哪些患者不宜行肠道清洁准备？/019
电子结肠镜检查前需要做哪些准备？/020
做电子结肠镜检查痛苦吗？/021
电子结肠镜检查存在哪些风险？/021
电子结肠镜检查是怎样进行的？/022
什么是无痛肠镜？/022

做电子结肠镜检查应该注意什么？/ 023
做电子结肠镜检查为什么要取活检化验？/ 023
溃疡性结肠炎患者肠镜下会有什么表现？/ 024
溃疡性结肠炎患者取活检的病理表现有哪些？/ 024
做电子结肠镜检查过程中取组织做病理切片疼吗？/ 025
做电子结肠镜检查取活检对人身体损害大吗？/ 025
做电子结肠镜检查时提取病理组织活检后应如何调养？/ 025
电子结肠镜检查会传染肝炎、艾滋病等传染病吗？/ 026
大肠癌会通过电子结肠镜传染吗？/ 026
为什么需要复查电子结肠镜？/ 026

溃疡性结肠炎的临床表现及并发症

溃疡性结肠炎的主要临床表现有哪些？/ 031
什么是"里急后重"？/ 031
严重的溃疡性结肠炎患者会有哪些表现？/ 032
溃疡性结肠炎患者突然出现腹痛加重伴排便困难是什么原因造成的？/ 032
是否所有的腹痛、黏液血便都是溃疡性结肠炎？/ 032
为什么溃疡性结肠炎患者上厕所的次数会增多？/ 033
为什么有的溃疡性结肠炎患者会出现口腔溃疡？/ 033
皮肤上出现一些红斑或疹子，是否与溃疡性结肠炎有关？/ 033
溃疡性结肠炎患者为什么会出现胳膊疼、腿疼？/ 034
普通肠炎与溃疡性结肠炎如何鉴别？/ 034
溃疡性结肠炎和克罗恩病在发病部位上的区别是什么？/ 035
溃疡性结肠炎和克罗恩病怎么鉴别？/ 035

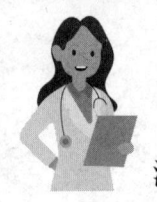

溃疡性结肠炎与细菌性痢疾是一回事吗？/ 035

溃疡性结肠炎与肠易激综合征的区别是什么？/ 036

什么样的溃疡性结肠炎患者应该警惕结肠癌？/ 036

溃疡性结肠炎常见的并发症有哪些？/ 037

溃疡性结肠炎患者的肠道可能会破裂吗？/ 037

肠息肉与溃疡性结肠炎有关系吗？/ 037

患者出现身黄、眼黄、小便黄等症状与患溃疡性结肠炎有关系吗？/ 038

溃疡性结肠炎患者出现口干、眼干等不适是怎么回事？/ 038

溃疡性结肠炎患者可能出现脖子变粗吗？/ 038

溃疡性结肠炎患者为什么容易出现营养不良？/ 039

溃疡性结肠炎患者肛门疼痛伴流脓、流水是怎么回事？/ 039

溃疡性结肠炎最严重的并发症是什么？/ 039

溃疡性结肠炎的治疗

溃疡性结肠炎的治疗方法有哪些？/ 043

治疗溃疡性结肠炎的药物有哪些？/ 043

溃疡性结肠炎的手术方式有哪些？/ 044

柳氮磺胺吡啶使用时应注意什么？/ 044

美沙拉嗪肠溶片如何服用？/ 044

服用美沙拉嗪肠溶片时要注意什么？/ 045

溃疡性结肠炎患者什么情况下需要从肛门给药？/ 045

有没有可以从肛门给药的美沙拉嗪栓？/ 045

美沙拉嗪栓怎么使用？/ 046

什么情况下不能使用美沙拉嗪栓？/ 046

美沙拉嗪灌肠液能长期使用吗？/ 046
莎尔福灌肠液应该怎么使用？/ 047
哪些人群不宜使用莎尔福灌肠药？/ 047
溃疡性结肠炎患者需要用激素吗？/ 047
溃疡性结肠炎患者常用的糖皮质激素有哪些？/ 048
长期使用激素的不良反应有哪些？/ 048
激素可以局部给药吗？/ 048
溃疡性结肠炎患者为什么要使用免疫抑制剂？/ 049
什么是免疫抑制剂？/ 049
为什么用硫唑嘌呤要及时查血常规、肝功能及肾功能？/ 049
溃疡性结肠炎患者使用硫唑嘌呤的不良反应有哪些？/ 050
什么是益生菌？/ 050
为什么用益生菌能治疗溃疡性结肠炎？/ 050
常用的益生菌药物有哪些？/ 051
益生菌药物应该怎么吃？/ 051
服用益生菌药物时应注意什么？/ 051
溃疡性结肠炎患者什么时候需要用英夫利昔单抗？/ 052
为什么用英夫利昔单抗的溃疡性结肠炎患者少？/ 052
为什么溃疡性结肠炎患者加强营养支持很重要？/ 052
什么是处方药？/ 什么是非处方药？/ 052
溃疡性结肠炎患者自己买药时应注意什么？/ 053
价格贵的就是好药吗？/ 053
溃疡性结肠炎患者如何看药品说明书？/ 053
溃疡性结肠炎患者用药时应该喝多少水？/ 054
溃疡性结肠炎患者服用中药冲剂时应该兑多少水？/ 054
喝完药就躺下睡觉好吗？/ 054

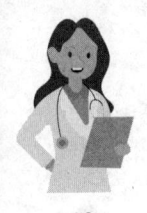

肌肉注射、静脉输液比吃药好得快吗？/ 055
什么是药物的不良反应？/ 055
什么是药物的过敏反应？/ 056
过敏反应有哪些表现？/ 056
用药过敏之后停药就行了吗？/ 056
溃疡性结肠炎老年患者用药时要注意什么？/ 057
孕妇得了溃疡性结肠炎用药时要注意什么？/ 057
大便带血可以吃止血药吗？/ 057
溃疡性结肠炎患者大量出血时怎么办？/ 057
溃疡性结肠炎患者多久可以停药？/ 058
长期用药会不会有依赖性？/ 058
溃疡性结肠炎能治好吗？/ 058
身体没有不适就可以停药了吗？/ 059
中药一定是安全的吗？/ 059
中西医结合治疗溃疡性结肠炎有什么优势？/ 059
目前溃疡性结肠炎的治疗有什么新进展？/ 060
得了溃疡性结肠炎就得做手术吗？/ 060
做了手术还用服药吗？/ 061

中医关于溃疡性结肠炎的表述

溃疡性结肠炎在传统医学中叫什么？/ 065
中医四大经典之首的《黄帝内经》是如何认识溃疡性结肠炎的？/ 065
其他著名的中医典籍又是如何分别论述溃疡性结肠炎的？/ 066
什么是泄？/ 066

何为下利？/ 066

什么是滞下？/ 067

何为痢？/ 067

什么是休息痢？/ 067

什么是久痢？/ 068

何为肠风？何为脏毒？肠风与脏毒有何区别？/ 068

何为便血？便血与溃疡性结肠炎有何关联？/ 069

何为腹痛，腹痛与溃疡性结肠炎又有何联系？/ 069

泄泻与痢疾的区别何在？何时分称？/ 069

有关溃疡性结肠炎的最早记载距今有多长时间？/ 070

溃疡性结肠炎中医病名的历史沿革是什么？/ 070

东汉"医圣"张仲景是如何看待溃疡性结肠炎的？/ 071

隋代医家对溃疡性结肠炎有哪些认识？/ 071

"药王"孙思邈是如何看待溃疡性结肠炎的？/ 071

《太平惠民和剂局方》是如何记载溃疡性结肠炎的？/ 072

严用和在《济生方·痢论治》中如何记载该病？/ 072

"滋阴派"创始人朱丹溪对溃疡性结肠炎有何看法？/ 072

刘完素对溃疡性结肠炎的治疗有何贡献？/ 073

罗天益如何看待溃疡性结肠炎？/ 073

明朝医家如何看待溃疡性结肠炎？/ 073

喻昌对溃疡性结肠炎有哪些看法？/ 074

程钟龄对溃疡性结肠炎提出了什么观点？/ 074

何梦瑶对溃疡性结肠炎的用药有哪些主张？/ 074

溃疡性结肠炎何时被称为久痢？久痢和痢疾的区别何在？/ 075

什么原因可以引起久痢？/ 075

溃疡性结肠炎与哪些脏腑有关？/ 075

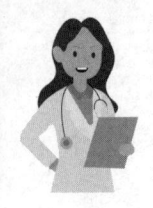

溃疡性结肠炎有哪些主要症状？/ 076

每位患者的症状都一样吗？/ 076

除典型的症状外，久痢患者还有哪些表现？/ 076

久痢患者的舌苔是否一样？/ 076

红舌黄腻苔辨为何证？/ 076

淡胖舌有齿痕、薄白苔辨为何证？/ 077

舌质淡、苔白润辨为何证？/ 077

淡舌白苔辨为何证？/ 077

久痢何证患者会有舌红少苔？/ 078

久痢患者脉象是否一致？/ 078

滑数脉或濡数脉辨为何证？/ 078

脉濡缓辨为何证？/ 079

脉沉细或脉沉弱辨为何证？/ 079

脉弦或脉弦细辨为何证？/ 079

脉细弱辨为何证？/ 080

久痢患者如何知道自己是什么证？/ 080

溃疡性结肠炎的病因病机

当代中医学理论体系中，对溃疡性结肠炎的病因病机有怎样的认识？/ 083

什么是导致溃疡性结肠炎的"外邪"？/ 083

感受"外邪"为什么会引起溃疡性结肠炎？/ 083

何为风邪？/ 084

感受"风邪"有什么具体表现？/ 084

何为寒邪？/ 084

感受"寒邪"有什么具体表现？/ 085

何为暑邪？/ 085

感受"暑湿之邪"有什么具体表现？/ 085

溃疡性结肠炎的致病因素"湿邪"是如何在人体内产生的？/ 086

湿邪的致病特点有哪些？/ 086

湿邪侵袭人体的临床表现有哪些？/ 086

湿邪是如何化热的？/ 087

从舌苔方面是怎么知道体内有湿的？/ 087

面部有哪些表现说明有湿？/ 087

大便是怎样反映体内有湿邪的？/ 087

不想吃饭是不是体内有湿邪？/ 087

四肢有哪些表现说明有湿邪？/ 088

湿气重的人为什么精神差？/ 088

湿热之邪是如何导致溃疡性结肠炎的？/ 088

中医学脏腑理论中，脾胃有哪些生理功能？/ 088

脾胃虚弱的常见症状有哪些？/ 089

脾胃虚弱是如何引起的？/ 089

脾胃虚弱与溃疡性结肠炎久痢是否有关？/ 089

久痢脾胃虚弱证患者有何伴随症状？/ 090

口唇是如何反应脾胃情况的？/ 090

口臭与脾胃功能有什么关系吗？/ 090

口水多也是脾虚吗？/ 090

鼻翼发红是怎么回事？/ 090

眼睛红肿、脸肿跟脾胃有关系吗？/ 090

脾胃不好也会影响肾？/ 091

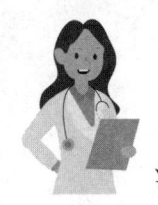

浑身无力是不是脾虚？/ 091
睡眠也能反应脾胃功能？/ 091
大便也能反应脾虚？/ 091
脾胃虚弱要大补吗？/ 091
如何维护脾胃功能？/ 091
饮食习惯会对溃疡性结肠炎产生哪些影响？/ 092
什么是"情志致病"？/ 092
情志内伤的基本证候有哪些？/ 093
情志因素会导致溃疡性结肠炎吗？/ 093
肝郁气滞证的症状有哪些？/ 094
情志因素是如何导致溃疡性结肠炎的呢？/ 094
在溃疡性结肠炎的发病过程中，如何进行情志内伤辨证？/ 094
肝气不舒还会引起其他的脾胃疾病吗？/ 095
肝气不舒如何引起胃痛，有何症状表现？/ 095
肝气不舒如何引起呃逆，有何表现？/ 095
肝气不舒如何引起便秘，有何症状表现？/ 095
肝气不舒如何引起腹痛，有何症状表现？/ 095
肝气不舒如何引起痞满，有何症状表现？/ 096
什么是"浊毒"？/ 096
浊毒与湿热有什么关系？/ 097
浊毒是如何产生的？/ 097
浊毒具有怎样的致病特点呢？/ 097
浊毒与溃疡性结肠炎有什么联系呢？/ 098
气滞血瘀在溃疡性结肠炎的发病中有何影响？/ 098
中医上的"血瘀"指的是什么？/ 098
血瘀证有什么样的临床表现？/ 099

瘀血是如何形成的？/099

瘀血的致病特点是什么？/099

什么是"气滞"？/100

气滞的临床表现有哪些？/100

什么是痰湿？/101

痰湿与溃疡性结肠炎有何联系？/101

痰湿体质应该如何改善？/101

溃疡性结肠炎中医辨证论治

中医上痢疾都有哪些类型？分别有哪些表现？/105

哪些类型的人容易得湿热痢？/105

哪类人群容易出现寒湿痢？/106

哪类人群容易出现阴虚痢？/106

黏液脓血便是如何造成的？如何鉴别？/106

如何辨别寒热？/106

如何根据黏液便的性质区分寒热？/106

如何根据血便的性质区别寒热？/107

什么性质的大便属于瘀？/107

如何根据腹痛辨别疾病的深浅？/107

溃疡性结肠炎治疗时要注意什么？/107

脾虚湿困证有哪些表现？/108

寒热错杂证有哪些表现？/108

肝郁脾虚证有哪些表现？/108

脾肾阳虚证有哪些表现？/108

阴血亏虚证有哪些表现？/108

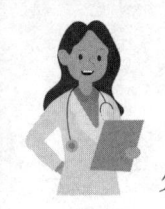

久痢湿热内蕴证患者有什么伴随症状？/109

久痢脾肾阳虚证患者有什么伴随症状？/109

久痢肝郁脾虚证患者有何伴随症状？/109

久痢阴血亏虚证患者有何伴随症状？/109

从大便可以反应哪些东西？/110

溃疡性结肠炎的大便是怎样的？/110

什么叫大便带血？/110

如何区分远、近血？/110

大便中带血，颜色的不同可以用来解释中医上的近血和远血吗？/111

溃疡性结肠炎的治疗总则是什么？/111

溃疡性结肠炎活动期和缓解期病因是什么？/如何治疗？/111

何谓标本？/溃疡性结肠炎中什么是标什么是本？/111

什么叫标本兼顾？/112

扶正祛邪的概念是什么？/关系如何？/112

正盛邪自却、邪去正自安？/113

溃疡性结肠炎的治疗方法有哪些？/113

何谓清肠化湿法？/113

何谓调气和血法？/114

何谓健脾化湿法？/114

为什么健脾可以祛湿？/114

肝气不舒的表现？/115

什么叫肝胃不和？/115

何谓调肝理脾法？/115

肝是如何影响肺、脾、肾的？/115

肝和脾有什么关系？/116

脾和肾有什么关系？ /116
能增强脾胃功能的食物主要有哪些？ /116
大枣是如何通过补气血来治疗溃疡性结肠炎的虚证的？ /116
溃疡性结肠炎患者可以服用哪些中成药？ /116
山药可以扶正治疗溃疡性结肠炎吗？ /117
山药与其他滋补食物有什么不同之处？ /117
红枣加山药同食是不是对治疗溃疡性结肠炎脾胃虚弱效果
    更好？ /117
对脾胃虚弱的患者为什么首推薏苡仁？ /117
白头翁汤在溃疡性结肠炎中有什么重要的治疗作用？ /118
地榆散主要用于溃疡性结肠炎出现的哪一症状？ /118
溃疡性结肠炎出现的脓血便、里急后重首推哪首方子？ /118
乌梅丸在溃疡性结肠炎中的主要作用是什么？ /118
葛根在溃疡性结肠炎治疗中起到的重要作用有哪些？ /118
什么药物为治疗溃疡性结肠炎的专药？ /119
诃子的功效和主治是什么？ /119
地榆主要用于溃疡性结肠炎中哪个证型的治疗？ /119
为什么说白芍是治疗溃疡性结肠炎的重要药物？ /119
肉豆蔻可以用来治疗虚寒痢和寒湿痢吗？ /119
椿根皮有哪些功效可以用来治疗湿热痢？ /120
木香为什么可以用来治疗里急后重？ /120
溃疡性结肠炎的外治法有哪些？ /120
历代医家针灸治疗溃疡性结肠炎的具体疗法有哪些？ /120
什么叫针灸治疗？ /120
如何应用针灸治疗溃疡性结肠炎？ /121
关于腧穴的相关知识介绍？ /121

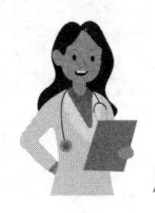

腧穴上的远治、近治作用是如何在治疗溃疡性结肠炎中体现的？/ 121
如何应用艾灸治疗溃疡性结肠炎？/ 122
艾灸疗法常取哪些穴位？/ 122
什么是灸法？对溃疡性结肠炎治疗有什么有益的作用？/ 122
足三里的位置及足三里对治疗溃疡性结肠炎的作用？/ 122
何谓放血疗法？/ 122
中药灌肠的主要方法？/ 123
溃疡性结肠炎患者什么时候需要用灌肠药？/ 123
用于溃疡性结肠炎患者灌肠的中成药有哪些？/ 123
中药灌肠对溃疡性结肠炎患者有什么好处？/ 124
溃疡性结肠炎患者灌肠时需要注意什么？/ 124
哪些中药可以用于溃疡性结肠炎灌肠？/ 125
何谓传统灌肠法？/ 125
气药灌肠法的优势所在？/ 125
肠道水疗法主要作用途径？/ 126
直肠点滴法产生的原因？/ 126
什么是直肠喷药？/ 126
中药栓剂的历史由来是怎样的？/ 126
古人治疗溃疡性结肠炎有什么简便的方法？/ 127
医家对推拿按摩是如何描述的？/ 127
中医是如何预防溃疡性结肠炎的？/ 127
如何判断痢疾的转归、预后？/ 128
是不是可以通过调节情绪来缓解溃疡性结肠炎？/ 128

溃疡性结肠炎的日常调护

溃疡性结肠炎患者应如何调整饮食？/ 131
溃疡性结肠炎患者不应该吃哪些食物？/ 132
溃疡性结肠炎患者逐渐好转，饮食需要调整吗？/ 132
溃疡性结肠炎患者急性期绝对不可以吃什么食物？/ 132
溃疡性结肠炎患者缓解期饮食上有哪些注意事项？/ 133
有适合所有溃疡性结肠炎患者的饮食谱吗？/ 134
溃疡性结肠炎患者每天喝粥有助于康复吗？/ 135
怎么确定适合个人的食谱？/ 136
溃疡性结肠炎患者需要了解哪些饮食知识？/ 136
什么是低渣低纤维饮食？/ 137
什么是流质饮食？/ 137
什么是半流食？/ 138
什么是低脂饮食？/ 138
随着病情好转，需要多久才可将饮食调整为正常饮食？/ 138
食疗可以代替药物治疗溃疡性结肠炎吗？/ 138
溃疡性结肠炎会影响肠道功能吗？/ 139
溃疡性结肠炎患者出现便秘怎么办？/ 139
儿童或青少年患者如何补充营养？/ 140
溃疡性结肠炎患者喝纯牛奶后出现腹胀、乳糖不耐受的情况怎么办？/ 140
喝酸牛奶有什么好处？/ 141
如何选择酸牛奶？/ 141
溃疡性结肠炎患者可以吃水果吗？/ 142
溃疡性结肠炎患者可以吃肉吗？/ 142

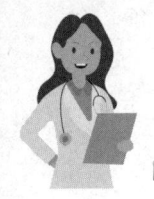

吃海鲜对病情有影响吗？/143

溃疡性结肠炎患者可以喝饮料吗？/143

儿童患者可以吃冰激凌、汉堡等零食吗？/143

喝茶可以调理胃肠道吗？/144

补充铁剂对溃疡性结肠炎患者有好处吗？/144

什么食物可以补铁？/145

溃疡性结肠炎患者需要补钙吗？/146

溃疡性结肠炎患者如何补钙？/146

溃疡性结肠炎患者有必要补充叶酸和维生素吗？/146

吸烟对病情有影响吗？/147

溃疡性结肠炎患者可以喝红酒吗？/147

溃疡性结肠炎患者以休息为主，意味着什么也不干吗？/148

哪些体育活动适合溃疡性结肠炎患者？/148

偶尔吃顿烧烤对溃疡性结肠炎患者的病情有影响吗？/149

用茯苓、薏苡仁熬粥能除湿健脾，对缓解溃疡性结肠炎患者的病情有帮助吗？/149

生闷气对溃疡性结肠炎患者的病情有什么影响？/149

一生气溃疡性结肠炎就发作该怎么办？/150

更年期遇上溃疡性结肠炎有什么好办法？/150

熬夜对溃疡性结肠炎有哪些不良影响？/151

溃疡性结肠炎患者爱上厕所，受到周围人的嘲笑怎么办？/151

溃疡性结肠炎患者总爱放屁怎么办？/151

怎样帮助青少年患者保持健康心态？/152

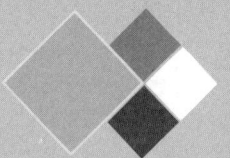

认识溃疡性结肠炎

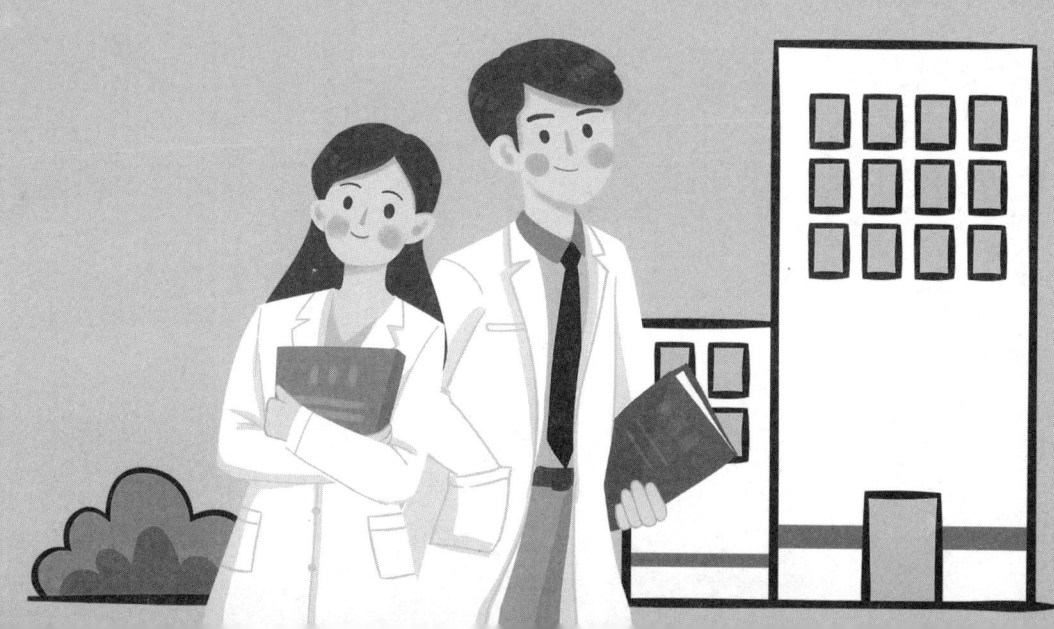

🌱 什么是溃疡性结肠炎？

溃疡性结肠炎是一种病因还未明确的结肠黏膜炎症。目前认为此病与感染、免疫、遗传、精神因素有关系。其主要症状有：腹泻、大便带血、大便有脓和黏液、腹痛等。

腹泻：是最主要、最常见的症状，大便多表现为不成形，带血、带脓和黏液。大便次数的多少可以反映病情的轻重，轻的每天拉 2~3 次，严重的可达到 10~30 次，有时大便全部都是黏液脓血或血水，并没有粪便。

腹痛：疼痛部位一般在左下腹或者下腹部，严重者可波及全腹部。疼痛性质多为阵发性、痉挛性疼痛，多发生于大便前或者吃饭后，有腹痛—想解大便—排便后缓解的规律。病情较轻或者缓解期的患者可没有腹痛的症状。

溃疡性结肠炎急性发作期还伴有发热，轻者为低热，重症为高热。除此之外还伴有恶心、打嗝等症状。

溃疡性结肠炎在任何年龄段都可以发病，但以 20~40 岁多见，男女发病率无明显差异。

病变主要累及结肠黏膜及黏膜下层，范围自直肠、远端结肠开始，逆行向近端发展，甚至累及全结肠，以直肠及乙状结肠的病变最多。

🌱 溃疡性结肠炎是由什么原因引起的？

溃疡性结肠炎的病因至今还未完全明确，目前认为与感染、精神、饮食、遗传、免疫等因素有关。溃疡性结肠炎的病因比较复杂，目前仍在探索研究之中，所以并没有一个十分明确的病因。

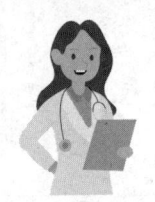

溃疡性结肠炎是由细菌感染引起的吗？

虽然某些病例粪便中可培养出细菌，少部分患者应用抗菌药也能够控制腹泻症状，但是经过多年的反复研究，并没有发现直接证据证明溃疡性结肠炎是由细菌感染引起的，同时以可能的细菌、真菌等进行实验性移植也没有获得成功，因此，溃疡性结肠炎的直接发病原因并不是细菌感染。

溃疡性结肠炎是由病毒感染引起的吗？

溃疡性结肠炎不是由病毒感染引起的，因为溃疡性结肠炎不会传染，病毒颗粒也未被发现，同时在大便中并未发现幽门螺杆菌、沙门菌或者病毒，因此，病毒感染不是溃疡性结肠炎的直接发病原因。

溃疡性结肠炎与精神因素有关吗？

溃疡性结肠炎与精神因素互为因果，临床上可见溃疡性结肠炎因心情紧张、过度劳累而诱发，患者常有精神抑郁和焦虑的表现。有研究表明，患者不管男女均具有内向、内省、离群、保守、严谨、悲观、抑郁、焦虑紧张、情绪不稳定、容易发怒、对各种刺激情绪反应强烈、激动后难以平复的个性特点；同时存在人际关系敏感、抑郁悲观失望、焦虑、心神不安、容易和他人争论等心理问题，以上个性和心理问题在一定程度上促发了溃疡性结肠炎并使其加重。身心因素相互影响，使本病反反复复，难以痊愈。

溃疡性结肠炎与饮食因素有关吗？

吃过多的奶制品、蛋类、肉类、坚果类食物，容易诱发溃疡性结肠炎。

现代生活方式相关的营养因素影响溃疡性结肠炎的发病率，例如：生活压力大，竞争激烈，无法规律饮食，甚至暴饮暴食；或者生冷不忌，饮食辛辣刺激，吃火锅喝冷饮、冷热交替食用等，都会增加溃疡性结肠炎的发病率。

溃疡性结肠炎会遗传吗？

溃疡性结肠炎具有一定的遗传性，它和结肠炎一样，发病率与种族有着非常密切的关系，而且血缘关系越近，发病率越高，但是遗传方式、遗传的概率都是没有办法确定的。生活压力大，生活节奏快，饮食不规律，很容易对胃肠功能造成影响，这种疾病也是一种常见病。溃疡性结肠炎与遗传因素密切相关，种族差异表现在白种人的发病率明显高于黑种人，亚洲人的发病率最低，因此，本病的发病具有一定的种族差异性。

溃疡性结肠炎会传染吗？

溃疡性结肠炎未被列入传染病，不属于传染性疾病。溃疡性结肠炎的发病原因目前并不是很明确，主要与免疫功能、遗传因素、精神因素、感染因素、饮食因素、过敏反应等有关，因此，溃疡性结肠炎并不会传染患者家属或者其他人。

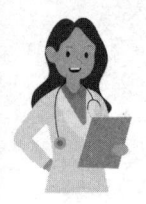

什么样的人容易得溃疡性结肠炎？

1. 家里有溃疡性结肠炎患者的人群：其发病率显著高于一般人群。

2. 饮食不节的人群：饮食因素和溃疡性结肠炎的发病和复发密切相关，总的来说，高蛋白饮食尤其是动物蛋白摄入过多会增加溃疡性结肠炎发病和复发的风险。此外，饮食过于油腻可以导致肠道菌群紊乱和失调，增加溃疡性结肠炎发病风险，加重肠道的炎症。

3. 情志不调的人群：溃疡性结肠炎的发生与精神心理因素也有密切的关系，学习、工作压力大，心理应激，焦虑，抑郁等，都可能导致溃疡性结肠炎的发生或加重其症状。

4. 长期服用对肠胃有不良反应药物的人群：特别是口服避孕药、消炎药等药物会直接刺激和损伤胃肠道黏膜，增加溃疡性结肠炎的发病风险。

怎样判断溃疡性结肠炎的严重程度？

按照病情严重程度溃疡性结肠炎可以分为以下 4 级。

轻型：是最常见的溃疡性结肠炎，起病较慢，腹泻较轻，每天腹泻 2~3 次，大便多成形，血、脓和黏液较少，出血量少，而且大便带血的情况较少，可有腹痛，但一般程度较轻，体温和心率一般没有异常变化，没有明显的体重变化，无或仅有轻度贫血，不会出现全身症状，病变一般只局限在直肠及乙状结肠。

中型：介于轻度和重度之间，但是没有明显的分界线，患者可在任何时候发展为重度，甚至发生急性结肠扩张和结肠穿孔等并发症。

重型：腹泻比较重，每天腹泻 6 次以上，持续腹痛或者疼痛剧烈，出血量大，颜色鲜红，体温在 37.7℃以上，至少持续两天，脉搏和心率加快，超过 90 次 / 分，血红蛋白含量降低，血沉明显增快，血浆蛋白低下，体重短期内有明显减轻，一般可以减轻 5 千克以上。结肠病变发展迅速，常遍及全结肠，可伴有肠外表现，癌变概率比较大。

暴发型：最少见。起病急骤，表现严重，病情发展迅速，腹泻频繁，多为黏液血便，极少粪质，有毒血症。腹部症状明显，易并发中毒性巨结肠，可出现急性肠穿孔，病死率高。

为什么有些溃疡性结肠炎患者需要做手术？

1. 患者出现大量血便、剧烈腹痛，或者高度怀疑肿瘤，以及组织学检查为癌前期病变等情况，需要立即手术治疗，以免危及生命。

2. 患者出现重度溃疡性结肠炎伴中毒性巨结肠，静脉用药没有效果，只能手术治疗。

3. 有些患者症状顽固，体能下降，对皮质类固醇激素耐药，治疗效果不明显，需要选择手术治疗。

4. 替代治疗无效者，也就是激素治疗无效，无法控制溃疡性结肠炎者，需要手术治疗。

5. 患者溃疡性结肠炎合并坏疽性脓皮病、溶血性贫血等肠外并发症，情况危重，需要尽快治疗，手术治疗是最优选择。

吸烟会加重溃疡性结肠炎吗？

与不吸烟患者相比，吸烟能改善疾病过程，减少激素的需要

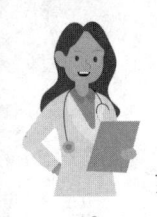

量,降低结肠切除手术的概率。吸烟对溃疡性结肠炎有利的影响机制可能是:香烟中的尼古丁有类似于激素的作用,使黏蛋白合成增加,可增强结肠黏液屏障作用。吸烟可以影响细胞及体液免疫,增强免疫力,还可以减少炎症细胞因子的产生,减轻肠道炎症反应,改善腹痛、腹泻症状。但吸烟有害健康,最好还是寻求其他治疗方法。

避孕药会加重溃疡性结肠炎吗?

目前避孕药对溃疡性结肠炎的影响尚不清楚,有研究表明口服避孕药与溃疡性结肠炎之间存在正相关,可能是溃疡性结肠炎的促发因素,但没有明确证据表明溃疡性结肠炎患者不能使用口服避孕药。

感染寄生虫与溃疡性结肠炎有关系吗?

患者感染寄生虫也可以出现黏液血便症状,但感染寄生虫的患者会有接触史,粪便检查可以检查出寄生虫虫卵;同时电子结肠镜检查可发现黏膜下黄色颗粒的典型病变,肠黏膜活检也可找到寄生虫虫卵。此外,患者还伴有肝脾大、血中嗜酸性粒细胞增多等,两者并无相关性,所以感染寄生虫并不会诱发溃疡性结肠炎。

溃疡性结肠炎是免疫力低下造成的吗?

溃疡性结肠炎不是免疫力低下造成的。溃疡性结肠炎患者一般免疫力亢进,自身的免疫细胞会杀死正常的结肠上皮细胞。

近年来在溃疡性结肠炎的病因研究中,免疫机制的研究最为引人注目，有以下几点事实支持溃疡性结肠炎与免疫因素有关：溃疡性结肠炎常并发自身免疫性疾病，如类风湿性关节炎、慢性淋巴细胞性甲状腺炎（桥本病）、红斑狼疮、溶血性贫血等；有些患者血清中存在多种自身抗体，可以保护自身肠细胞；细胞免疫患者的淋巴细胞与正常成人或胎儿结肠上皮细胞共同培养，是自身免疫细胞攻击正常细胞。会使结肠上皮细胞受到损害，由此推断溃疡性结肠炎不可能是免疫力亢进造成的；有些患者免疫器官胸腺会发生增生和肿大，免疫系统发生改变；有些激素类药物或免疫抑制剂对溃疡性结肠炎治疗有良好的效果。

溃疡性结肠炎会变成癌症吗？

会，一般认为癌变趋势与病程长短有关。溃疡性结肠炎反复发作，难以治愈，在反复修复过程时，增生容易转变为息肉。肠息肉为癌前期病变，息肉多次修复后，癌变的概率会增大。因此，溃疡性结肠炎可恶变成结肠癌，病程超过8年的溃疡性结肠炎患者需定期做结肠镜检查并做多部位活检以监测不典型增生或癌变。

溃疡性结肠炎可以治愈吗？

溃疡性结肠炎是一种慢性疾病，治疗周期长，但这并不代表患者的生活将会一团糟，只要接受正规治疗，大部分患者"健康"的时候比"患病"的时候多，仍然享受正常的生活。虽然溃疡性结肠炎可能伴随患者一生，但并不意味着每天都会发病，不意味着它会"统治"患者的生活，不发病的时候患者可以毫无症状，就像一个正常人一样。而且患溃疡性结肠炎的儿童患者能够做他们想做的事：上学，长大后参加工作、结婚、生子，外出旅行等。

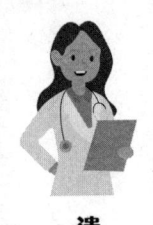

溃疡性结肠炎是慢性疾病,需要制订长期的治疗计划。治疗溃疡性结肠炎有一系列不同的药物,但这些药物只是治疗而非治愈,通过系统正规的治疗能将疾病控制在某种状态之下。在这种状态下,患者将不会感受到任何症状。这种状态称为缓解期,它可以持续几个月乃至几年。

溃疡性结肠炎女性患者可以怀孕吗?

当疾病处于缓解期时,可以考虑怀孕。因为在缓解期患者不会有任何症状,与常人无异,可以结婚生子。

但是当疾病处于活动期时,怀孕会加重溃疡性结肠炎的症状,尤其是怀孕前3个月最为明显,而且易导致死胎。所以在活动期内尽量避免怀孕。

因此,患者如果要怀孕生子,应选择在缓解期,尽量避免在活动期怀孕。

怀孕会导致溃疡性结肠炎加重吗?

溃疡性结肠炎与怀孕可相互影响,有研究证实怀孕可以激发或者加重病情。

当溃疡性结肠炎处于活动期时,怀孕会加重症状,尤其是怀孕前3个月最为明显。

当溃疡性结肠炎处于缓解期时,大部分患者会在怀孕前3个月复发,甚至会诱发自发性流产。流产以后,个别患者的溃疡性结肠炎会缠绵难愈。

在怀孕期出现急性溃疡性结肠炎,一般多见于怀孕前3个月,在生产期或产后期病情常中度或重度加重。

溃疡性结肠炎患者可以过性生活吗？

可以正常过性生活，但要有所节制，避免过度疲劳。

处于急性发作期的患者尽量避免性生活，如果性欲望不强烈并且困乏无力，最好不要勉强行事。如果出现性功能障碍，平时应注意休养，加强营养，千万不可服用刺激性欲的药物，不可强行行事。

腹泻是溃疡性结肠炎的主要症状之一，因此，要注意性器官的卫生，避免因沾染粪便而导致泌尿生殖系统感染。

溃疡性结肠炎患者为什么容易发生贫血？

溃疡性结肠炎患者贫血是长时间逐渐形成的，原因有两种：一是自身生成血液困难。溃疡性结肠炎患者由于长期腹泻，营养吸收不良，影响自身血液生成，所以会造成贫血。二是慢性失血。溃疡性结肠炎患者由于长期便血，反反复复，缠绵难愈，形成了一种长期持续的失血状态。因此，溃疡性结肠炎患者容易发生贫血。

溃疡性结肠炎患者最常见的死亡原因是什么？

溃疡性结肠炎患者的主要死亡原因是出现了一些严重的并发症，如中毒性巨结肠、肠穿孔、肠梗阻、大出血、癌变等。因没有得到及时的治疗，病情加重，最终导致死亡。溃疡性结肠炎是一种慢性肠道炎症，溃疡性结肠炎患者一定要做到规范治疗和定期复查，防患于未然。一旦出现可能会危及生命的病情时，应尽早诊治，切勿延误病情。

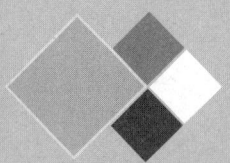

溃疡性结肠炎的相关检查

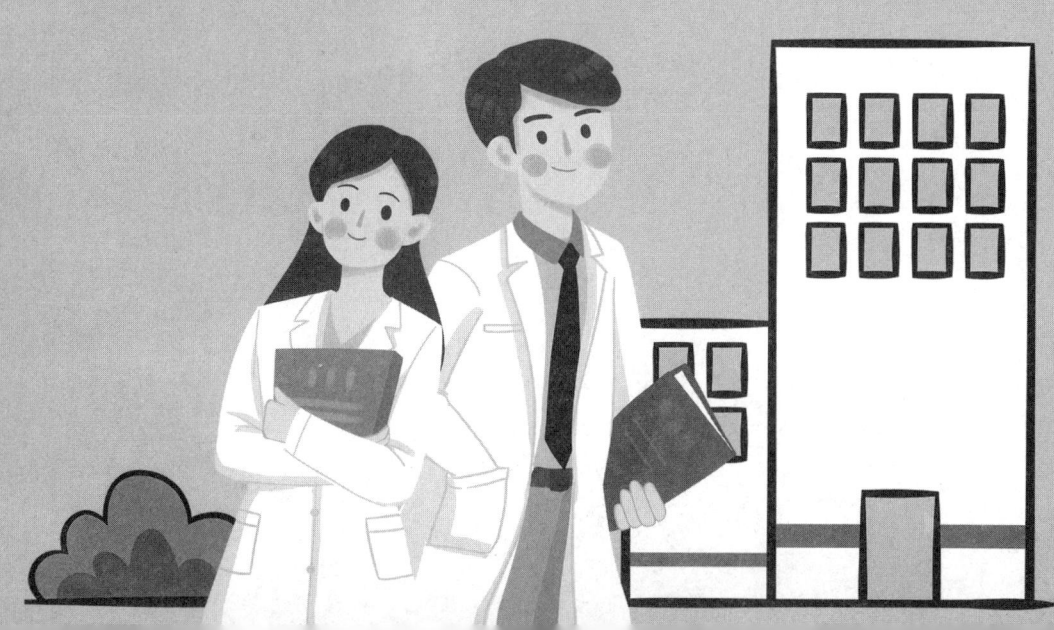

诊断溃疡性结肠炎为什么要查大便？

诊断溃疡性结肠炎应确定肠道是否有炎症存在，大便检查可证实粪便中是否有白细胞或红细胞的存在，是一项最基础的能有效证实肠道炎症存在的检查。感染性病因所致肠炎的临床表现往往与溃疡性结肠炎难以区别，为此任何一个初诊或复发病例均应行病原学或血清学检查，对于近期有住院史或抗生素应用史者，更应进行难辨梭状杆菌检查，以排除抗生素相关结肠炎的可能。

溃疡性结肠炎大便检查会出现什么结果？

在活动期，患者的粪便质稀或呈糊状，外观常可见脓血黏液，显微镜下可见红细胞、白细胞和脓细胞。

急性发作期可见巨噬细胞。大便潜血试验阳性或弱阳性。

缓解期大便检查基本正常，并没有什么特殊结果。

溃疡性结肠炎患者需要检查尿吗？

溃疡性结肠炎患者一般不用进行尿液检查，因为目前用于判断溃疡性结肠炎活动性的多种实验室指标均不理想，其原因可能与这些指标不能直接测定或反映肠黏膜炎症情况有关，即这些指标均为非特异性，往往在非肠道疾病时也见增高。

溃疡性结肠炎血液检查指标有哪些？

血液检查中的一些指标对溃疡性结肠炎的诊断具有一定的指导意义。

1. 血沉。在活动期时，患者血沉一般都会升高，但大多数为

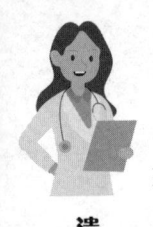

轻度或中度增快，一般常见于比较重的病例，但血沉并不能反映病情的轻重，两者没有直接的因果关系。

2.白细胞计数。大多数患者白细胞计数正常，但在急性活动期，中、重型患者可有轻度升高，严重者可出现中性粒细胞中毒颗粒。

3.血红蛋白。50%~60%的患者由于长期慢性失血，可能会有不同程度的低色素性贫血。因此，血红蛋白含量可能会降低。

4.免疫学检查。溃疡性结肠炎患者免疫力一般处于亢进状态，免疫学指标有助于对病情活动性进行判断，判断患者处在活动期还是稳定期，但对确诊本病的意义不是太大，不可作为确诊本病的依据。

多次抽血化验对身体有影响吗？

一般无影响。有患者总担心自己长期大便带血，甚至已经发生贫血，再抽血会不会影响身体健康。其实这种担心完全没必要，即使在贫血的情况下，抽几毫升的血液进行化验也不会影响身体健康。但却对医生判断患者病情，调整治疗方案至关重要，所以定期抽血化验很有必要，患者不必过分担心。

溃疡性结肠炎患者必须做电子结肠镜检查吗？

是的，电子结肠镜已成为首选检查方法。其操作简便易行，安全可靠。通过镜下观察，可以迅速且直观地了解病变的部位、范围和性质，具有确诊价值。检查时，可以有目的地取脓液、黏液等样本进行虫卵、原虫和细菌学检查，并可取活检进行病理学检查。若发现结、直肠息肉，可以进行烧灼切除治疗，同时还能尽早发现癌变，因此，电子结肠镜对疾病的诊断及治疗具有重要意义，除非自身状况不适合做电子结肠镜检查，否则都需要进行电子结肠镜检查。

得了溃疡性结肠炎需要做小肠 CT 吗？

其可以作为辅助检查，但并非必要检查，不能以此结果来确诊。以往 CT 不用于肠道疾病的诊断，因为 CT 一般检查的都是实体脏器，如肝、胆、胰、脾、肾等，不包括胃、肠。最近几年随着技术的发展，CT 可模拟内镜的影像学改变，用于溃疡性结肠炎的诊断。CT 表现有：肠壁轻度增厚；增厚的肠壁内提示有溃疡；增厚的结肠壁的密度会发生改变，表现为"花结"或"靶征"状；会显示溃疡性结肠炎的并发症，如肠瘘、肛周脓肿等。

但 CT 所示肠壁增厚不一定代表溃疡性结肠炎的炎症，且难以发现轻微病变及浅表溃疡，对溃疡性结肠炎的诊断有一定的局限性。

得了溃疡性结肠炎需要做核磁吗？

一般不建议患者做核磁，因为核磁费用昂贵，而且对于肠道疾病诊断效果较差，但是核磁在诊断溃疡性结肠炎患者的肠腔外病变和并发症方面有一定的临床意义。

得了溃疡性结肠炎需要做造影吗？

可以做造影，钡剂灌肠检查是溃疡性结肠炎诊断的主要手段之一，但是造影检查对轻型或早期病例的诊断不是很敏感，一般难以诊断出来。在患者不适合做电子结肠镜的情况下，造影就成

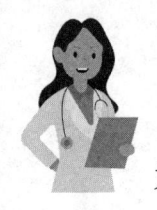

为重要的诊断手段。其中钡剂灌肠应用比较多，但是气钡双重对比造影要明显优于单钡剂造影，有利于观察黏膜水肿和溃疡，是目前公认的比较理想的检查方法。

得了溃疡性结肠炎需要做B超吗？

患者一般不需要做B超检查，B超简单来说就是用超声波来检查诊断疾病，一般用于检查肝、胆、胰、脾等器官，但是由于肠腔内气体和液体的干扰，影响超声的穿透，超声显像难以得到满意的结果。

目前仍有一部分人研究B超在胃肠疾病诊断中的应用价值，有研究者提出溃疡性结肠炎的主要超声征象是肠壁增厚，同时可显示病变的部位、范围和分布特点。

总体而言，溃疡性结肠炎的患者不需要B超检查。

患者有哪些症状时需要做电子结肠镜？

患者出现原因不明的腹泻、腹痛、大便带血、大便发黑、排便习惯改变、便潜血阳性、腹部有包块、突然消瘦、慢性贫血，同时怀疑结直肠及末段回肠有问题时患者需要做电子结肠镜进一步确诊；在钡剂灌肠检查时，发现肠腔有狭窄、溃疡、息肉、癌肿、憩室等病变，需要取活检进一步做病理，来明确病变性质的患者需要做电子结肠镜；如果需要鉴别溃疡性结肠炎、克罗恩等病，则必须通过电子结肠镜；如果患者有肠道出血，或者需要切除肠息肉，则必须通过电子结肠镜来实现；容易得大肠癌的人群，需要做电子结肠镜来排除病变；大肠癌及大肠息肉术后，需要通过做电子结肠镜判断预后。

患者有哪些症状时不可以做电子结肠镜？

患者有以下几种情况时不宜做电子结肠镜。患者肛门、直肠严重狭窄，内镜进入困难；患者肛周脓肿、肛裂或者肛门有外伤；患者腹泻严重，出血量特别大时，应该等情况稳定后再做决定；怀孕的女患者；患者癌症晚期伴有腹腔内广泛转移；患者腹痛剧烈，难以忍受，深呼吸、咳嗽、转动身体时疼痛加剧，并波及整个腹部，出现恶心呕吐的症状；患者出现腹胀、双腿水肿、呼吸困难、恶心呕吐等腹水的表现时；有严重心肺衰竭，严重高血压，脑血管病，精神异常及昏迷的患者。

做电子结肠镜检查必须要清洁肠道吗？

必须要清洁肠道，清洁肠道对于电子结肠镜检查至关重要。如果不清洁肠道，肠道内都是大便，导致内镜无法进入，所以电子结肠镜检查就无法完成。或者肠道清洁不充分，还存有残渣，会影响肠镜的检查质量，或有一些病变看得不清楚，易出现漏诊甚至误诊的情况。因此，患者一定要重视清洁肠道，按医生的嘱咐清洁肠道，千万不可敷衍了事。

哪些患者不宜行肠道清洁准备？

如存在以下情况，则患者不适合进行肠道清洁准备：患者有肠梗阻，长时间没有排气、排便；患者出现剧烈腹痛、腹胀，按压腹部时疼痛加剧，或伴有发热等明显肠穿孔征象时；患者呕吐频繁，伴有腹胀、腹痛等胃潴留症状；患者出现大量失血、头晕、心慌、乏力等消化道出血的症状时；患者出现发热、心动过速、

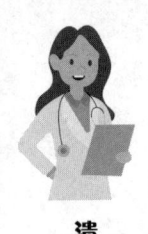

腹痛、便秘等中毒性巨结肠症状时；患者腹泻严重，有脱水危险。

电子结肠镜检查前需要做哪些准备？

首先，患者需要做肠道准备。电子结肠镜检查前一周：不能吃红色或绿色的蔬菜、水果及粗纤维食物；不能吃带籽的及深色食物；50岁以上的患者需要心电图报告；检查前一天晚上10点之后禁食，当天中午12点之后禁水；服用阿司匹林肠溶片等抗凝药物的患者不能取活检，需停药7天。

其次，需要清肠准备。磷酸钠盐口服溶液（两瓶）或复方聚乙二醇电解质散（四盒），二甲硅油散1瓶。磷酸钠盐口服溶液的服用方法：检查前一天晚上8点，用1瓶45毫升的磷酸钠盐倒入1000毫升以上温凉水中或脉动饮料稀释后服用，应在半小时内服用完。检查当天早晨8点，用1瓶45毫升的磷酸钠盐倒入1000毫升以上温凉水中或脉动饮料中稀释后服用，应在半小时内服用完，待排出液为透明液体即可。复方聚乙二醇电解质散的服用方法：检查当天上午8点，每盒复方聚乙二醇电解质散（A剂+B剂）倒入600毫升温凉水中稀释后服用，于2个小时内服用完，排出液为透明液体即可。二甲硅油散服用方法：检查当日上午10点或喝完最后一次泻药（磷酸钠盐口服溶液或复方聚乙二醇电解质散）后口服，二甲硅油散1瓶加温水100毫升溶解后口服（二甲硅油散能祛除肠道泡沫，能更清楚地查看肠道黏膜的病情）。

做电子结肠镜检查痛苦吗？

因为大肠总长度为 1.5~2.0 米，在腹内弯曲走行，镜子在肠腔内要拐"九曲十八弯"才能到达终点。因此，肠镜在肠腔内拐弯时，患者会感觉疼痛。如果可以做到取直进镜，以最短的入镜长度送达目标位置，则肠镜过程中的不舒服就能被大多数患者所接受。当然，如果操作者不熟练，患者也会感到疼痛。在肠镜插入后，操作者会向肠内注入气体，以看清肠腔，患者因此可能会感到不舒服。

另外，还有一些高敏感患者，可以选择无痛肠镜，现在的无痛麻醉肠镜，在麻醉师的配合下，真正做到了无痛、快速、安全。患者一般无不适症状，就像睡了一觉，醒来后检查就已经结束了。

总体而言，做电子结肠镜可能会出现一些不适，但大部分患者都可接受，个别高敏感患者可选择无痛肠镜。因此，患者千万不可因恐惧肠镜而放弃检查。

电子结肠镜检查存在哪些风险？

通常结肠镜检查是安全的，但的确也存在一定风险。比如无痛结肠镜检查时需要进行麻醉，而麻醉可能会引发一些心、肺问题，如心率变慢、血压降低等。同时在麻醉的时候，患者还可能出现呕吐、反流和误吸，这属于比较严重的并发症，需要给予足够的重视和预防。镜检本身可能会导致结肠穿孔，有时还会引起出血。

所以结肠镜检查后患者如果出现疼痛、便血、头晕无力应及时就诊。

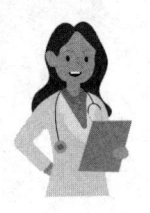

🌱 电子结肠镜检查是怎样进行的？

患者进入检查房间前要换好肠镜检查专用裤子，不要系腰带。上床后一般先取左侧卧位，两腿尽量向腹部方向弯曲，臀向下向后放，身子向前，使身体处在蜷缩而又放松的状态。医生一般在肛门处涂抹局部麻醉剂后进行肛门指检，以了解肛门及直肠末段情况，然后再将电子肠镜从肛门插入。当医生将肠镜插入肛门时，肛门不要用力收缩，可以做排大便动作，松弛肛门，医生就能顺利插入肠镜。肠镜插入后，医生会向肠腔内注入一些气体，以看清肠腔，受检者会有排便的感觉，这是正常现象，可以随时排气而不要不好意思。肠镜的不适主要出现在肠镜的插入过程，表现为充气后的胀痛及肠镜于转弯处受力时的牵拉疼痛。当肠镜通过转弯处感到疼痛时，患者可以做哈气的动作，就是大口向外呼气，这样能缓解疼痛。当肠镜检查通过肝曲时，可以按照医生的要求变换体位，由左侧卧位改为仰卧位。肠镜送达盲肠及小肠末端后再缓慢退镜的过程中，医生可对各个肠段进行细致的观察。

🌱 什么是无痛肠镜？

无痛肠镜检查其实就是在麻醉状态下进行肠镜检查，即由麻醉医生根据检查要求及患者情况选择麻醉方式，进行生命体征监测，并给予静脉麻醉药物，以消除患者紧张情绪，使肠镜检查在安全、无痛苦、低应激、无不良记忆下进行。许多患者注射麻醉药物10~20秒后就进入梦乡。10多分钟后检查结束时，麻醉医生停止注射药物，轻轻呼唤，患者就从"梦中"醒来。一般无明显不适症状。

做电子结肠镜检查应该注意什么？

肠镜检查是目前消化系统疾病中一种较为常见的检查方法，检查时应注意如下事项：检查前3日，停服铁剂药品，开始进食半流质或低渣饮食，如鱼、蛋、牛奶、豆制品、粥、面条、面包、香蕉、冬瓜、马铃薯等；检查前一天晚上喝稀饭，第二天早晨不吃早饭，口服聚乙二醇电解质剂清洁肠道，同时多饮水。下午检查的患者，中午也不要吃饭，检查前半小时安静休息；检查时，患者先取左侧卧位，腹部放松并屈膝。检查中按医生的要求变换体位；检查中如有疼痛，立即向医生诉说，便于医生安全插镜；检查后休息1~2日，如有剧烈腹痛、腹胀、便血等情况发生，应立即去医院就诊；如进行活组织检查，术后3日内勿做剧烈活动；有严重心脏病、心肺功能不全、严重高血压、急性腹泻、腹膜炎、妊娠、精神病、腹部曾多次手术且有明显粘连者禁止做此项检查。

因肠镜检查是一种侵入性检查，可能有并发症发生，所以在预约时还应该履行签字手续。肠镜检查结束后立即能得到检查报告，患者如需活检，则需几天后才能得到病理报告。

做电子结肠镜检查为什么要取活检化验？

有些患者不明白取活检化验的重要性，总觉得没有必要。电子结肠镜是用来诊断溃疡性结肠炎的重要方法，取活检化验对于诊断的准确性具有重要的价值。对于一些特别轻微的炎症，肉眼难以辨别，需要取活检在显微镜下观察是否有炎细胞存在。如果不做活检，一些重要的炎症性肠病可能会漏诊，或被误诊为功能性疾病。通过活检，医生可以更清楚地了解病变部位的性质，防止误诊，可以对疾病了解更加透彻，可以区别相似的疾病。如果

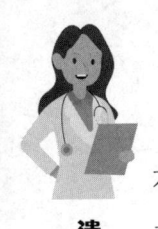

有肠息肉、肿物、溃疡等表现，那么取活检则可以更好地判断病变部位是良性还是恶性，有无癌变的可能性，有助于下一步的针对性治疗。还可以通过活检直接检测是否有癌细胞的存在，可以明确排除是否癌变。

因此，取活检具有十分重要的意义，无论是对于诊断还是治疗，都不可缺少。

溃疡性结肠炎患者肠镜下会有什么表现？

溃疡性结肠炎患者肠镜下的表现会因疾病所处的发展阶段不同而有所区别，大致可以分为活动期和缓解期。活动期：表现为不同程度的充血变红、水肿，并且会有很多黏液和脓血样的分泌物，肠壁会出现像砂纸样的改变，变得易出血，出现反复发作的溃疡，呈连续分布，几乎看不到正常的肠道。缓解期：该期的患者病情较轻，但病程较长，在肠镜下多数时候只可以看见肠壁的充血变红和水肿，出现的溃疡也会愈合，可能出现黏膜萎缩或息肉样病变。

溃疡性结肠炎患者取活检的病理表现有哪些？

溃疡性结肠炎的病理诊断专业性较强，需要高级别的病理医师才可以做出正确的诊断。黏膜活检有助于和其他疾病的鉴别，活检组织里如果见到淋巴细胞、浆细胞、嗜酸性及中性粒细胞等浸润，都代表患者可能正处于活动期，期间可以出现发炎、糜烂、溃疡、隐窝紊乱、隐窝炎、隐窝脓肿、潘氏细胞生化、杯状细胞减少、腺体异常增生、息肉等病理改变，极少数最终发展为癌症。而处于缓解期的患者镜检病理表现多是炎性细胞的浸润，少见或者没有细胞和组织的病理改变。

🌱 做电子结肠镜检查过程中取组织做病理切片疼吗？

一般来讲，患者不会有什么感觉，取的活检组织很小，对肠道损伤可以忽略不计，所以患者一般没有感觉。有少数患者会有轻微的牵扯感，但是并不会增加患者的痛苦，因此，患者完全没有必要担心疼痛而放弃取活检，从而影响疾病诊断。

🌱 做电子结肠镜检查取活检对人身体损害大吗？

损害不大，基本可以忽略不计。在结肠镜下取活检，一般在病变部位取 1~6 块，具体数量根据实际情况来确定。活检钳的直径为 2 毫米，取出来的组织特别小，对于肠道黏膜的损伤也特别小，如无意外情况，一般很快就会愈合。因此，电子结肠镜下取活检对人体的损害不大。

🌱 做电子结肠镜检查时提取病理组织活检后应如何调养？

患者做完检查后，可能会出现轻微腹胀，属于正常情况，不要慌张，可以通过适当走动、排便动作来促进排气。若取的病理组织数量不多，则两个小时内不能吃饭喝水。若取的病理组织较多，则需要 24 小时内不能吃饭喝水，此种情况最好住院治疗。在取完活检以后，一定要多注意卧床休息，三天之内不可以做剧烈运动。患者饮食一定要以流食为主，饮食要清淡，不可以食用过热、过于辛辣的食物。

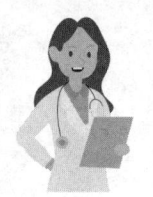

电子结肠镜检查会传染肝炎、艾滋病等传染病吗？

正规医院进行严格消毒后是不会被传染肝炎、艾滋病等疾病的。很多患者担心，现在做肠镜检查时做了一个人接着做另一个人，会不会相互传染疾病，就是说如果上一个做肠镜检查的人患有可以通过肠道传染的传染病，那么下一个人接着做肠镜会不会被传染？

患者这种担心是可以理解的。现在肠镜检查用的镜子都不是一次性的，但是正规医院每个患者做之前都会消毒，医院正规的消毒方法完全可以消灭肝炎、艾滋病病毒等，只要按照严格的消毒程序，就不会传染肝炎、艾滋病等传染病。

大肠癌会通过电子结肠镜传染吗？

大肠癌不会通过电子结肠镜传染。首先，大肠癌不是传染性疾病，不具备传染性。其次，在正规医院里结肠镜和活检钳在检查完每一位患者以后都会进行严格的消毒，就算上一个患者是大肠癌患者，也不会有癌细胞残留。综上所述，大肠癌绝对不会通过电子结肠镜传染。

为什么需要复查电子结肠镜？

有些患者对于电子结肠镜的复查不是很了解，有的患者甚至觉得根本就没必要复查电子结肠镜，这种观点是大错特错的。对于溃疡性结肠炎好发人群，例如上一代患有溃疡性结肠炎或者家族中易得溃疡性结肠炎，需要定时复查电子结肠镜，早发现、早治疗，以免耽误病情。对于患者来说，由于溃疡性结肠炎的治疗是一个漫长的过程，定期复查电子结肠镜有助于我们更好地了解疾病的发展和恢复情况。对于肠息肉患者，需要定期复查电子结肠镜，及时了解肠息肉的发展情况。被钳除的息肉是否复发，若是复发了，则需要肠镜下继续钳除；已经存在的息肉是否变大，是否增多。定期复查电子结肠镜，取活检，可以提前发现癌变。因为在癌症的前、中期有些患者没有感觉，等发现的时候就已经晚期了。如果定期检查，很有可能在前期就能发现癌变，早发现、早治疗，甚至在癌前期病变就开始治疗，可以提早预防或治疗疾病。所以定期复查电子结肠镜很有必要。

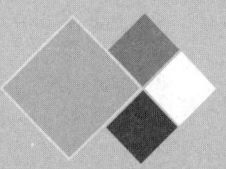

溃疡性结肠炎的临床表现及并发症

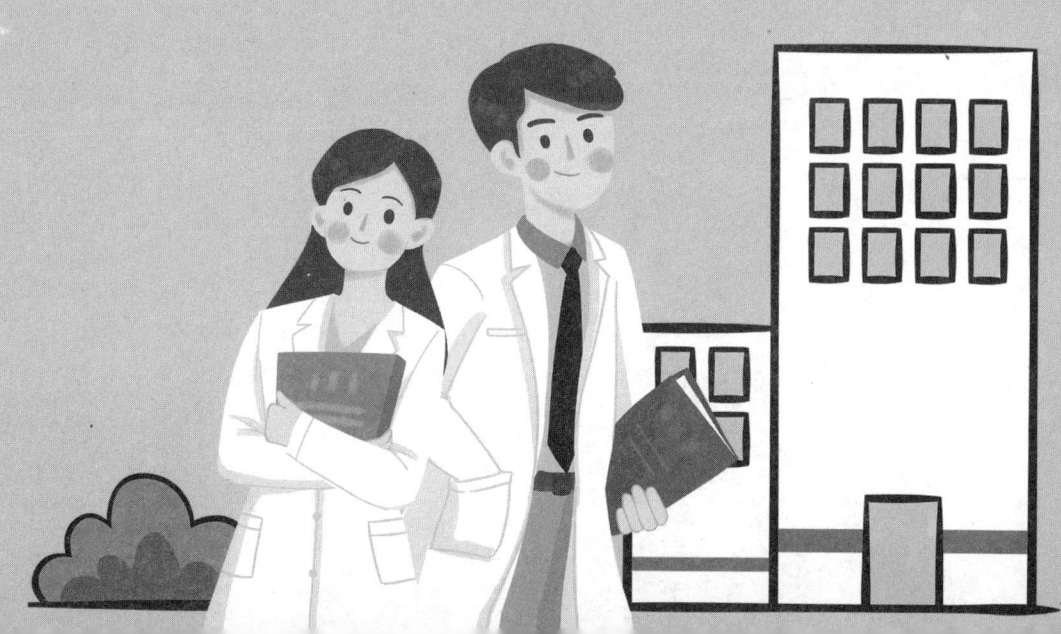

溃疡性结肠炎的主要临床表现有哪些？

溃疡性结肠炎病变的部位多从直肠开始，累及大段的结肠，但一般不超过结肠，具体表现为不同程度的充血、水肿，并可形成很多大小不等、容易出血的溃疡，严重时可以并发出血和穿孔，所以会出现腹痛、腹泻、大便带血、大便带黏液等表现。该病病程较长，多持续6周以上反复发作，尚无特别的治疗方法。部分患者还可以出现想解大便，但是大便很少或者根本没有症状。溃疡性结肠炎除了肠道表现，还有肠外表现，形式复杂多样，可以出现发烧、体重减轻、乏力、贫血、水肿、营养不良等全身表现，也会伴随皮肤、肌肉、骨骼、眼睛、肺脏、肝胆、肾脏、血液等的局部表现。

什么是"里急后重"？

里急后重的说法来源于中医，具体指的是腹泻时的一种感觉，"里急"形容的是腹部咕噜噜作响，急迫地想大便，并伴随腹痛的感觉。"后重"指的是拉完大便之后，其实已经没有大便可以排出了，但是仍觉得大便没有解干净的感觉。一般都是由于各种原因导致的炎症刺激直肠所引起，从而使患者总是想解大便，1天可达数十次，但每次大便却很少或者根本没有，严重影响患者的生活和工作。需要注意的是溃疡性结肠炎患者可以有里急后重的症状，但是表现为里急后重的却不一定是溃疡性结肠炎，它还可见于细菌性痢疾、一些妇科疾病和肛门部位的疾病等，所以要注意明确病因，对症治疗。

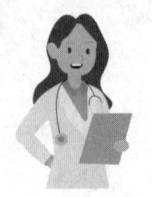

严重的溃疡性结肠炎患者会有哪些表现？

一般来说，根据溃疡性结肠炎的严重程度，可以将其分为轻、中、重3度，其中严重的溃疡性结肠炎患者主要表现为严重的腹泻，一天可多达10余次，大便常带有黏液和脓血，伴有心率和体温不同程度的升高，并且腹痛更加频繁，疼痛程度也会加重，去医院验血的话，会提示血象升高、血沉加快，并伴有蛋白的减少，多数患者会出现体重下降。

溃疡性结肠炎患者突然出现腹痛加重伴排便困难是什么原因造成的？

有些溃疡性结肠炎患者会突然出现腹痛加重伴排便困难，原因可能是病情的突然加重或是外界的不良刺激，但如果伴有排气停止、恶心呕吐等症状时，需要高度警惕肠梗阻。由于该病发展很快，严重者可危及生命，需要引起患者及家属的足够重视。X线片即可诊断，一经确诊，应该尽早采取治疗措施。

是否所有的腹痛、黏液血便都是溃疡性结肠炎？

溃疡性结肠炎患者可以出现腹痛和黏液血便的症状，但是有黏液血便伴随腹痛的不一定就是溃疡性结肠炎。除了溃疡性结肠炎之外，还有其他疾病可以引起类似的症状，常见的有细菌性痢疾、阿米巴痢疾、溃疡性肠结核、血吸虫病、肠癌、放射性肠炎等，都可以出现大便带有脓血、黏液、腹痛的症状。因此，出现腹痛和黏液血便的时候应该及时到医院就诊，并进行相关的检查以明确诊断，以免延误病情。

为什么溃疡性结肠炎患者上厕所的次数会增多？

溃疡性结肠炎患者腹泻的原因有很多，一般是由于肠道不能正常地吸收食物里的营养物质和水分，而且我们所吃的脂肪和糖类在经过肠道时会被生活在其中的细菌分解，产生导致腹泻的成分。此外溃疡性结肠炎患者由于长期的炎症刺激，肠道的蠕动功能力变差，还有的溃疡性结肠炎患者控制肠道蠕动的神经失调，肠道蠕动变快，也会引起腹泻。

为什么有的溃疡性结肠炎患者会出现口腔溃疡？

口腔溃疡在日常生活中属于比较常见的疾病，多是由于缺乏维生素、微量元素、营养物质缺乏、免疫力下降及外界不良刺激等诸多原因导致，一般会自行痊愈，很少会反复发作。但是溃疡性结肠炎患者会出现反复发作、经久不愈的口腔溃疡，可发生在嘴里的各个部位，处于活动期时可能还会加重。有的患者尝试了各种治疗口腔溃疡的方法都无济于事，可能是忽略了溃疡性结肠炎的可能性。目前研究表明可能是由于免疫功能的紊乱而致病，具体的发病机制尚不清楚，临床多采用对症治疗。

皮肤上出现一些红斑或疹子，是否与溃疡性结肠炎有关？

溃疡性结肠炎所导致的皮肤改变，多与患者的病情发展变化有关，会随着肠道症状的缓解而减轻甚至消失。处于活动期的患者，其皮肤表现为各种各样的疹子和红斑，尤以红斑最为常见，病情严重的话可能会出现皮肤感染和坏死，发病机制现在尚不清

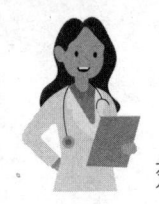

楚，多数还是认为与机体的免疫、感染等相关因素有关。

溃疡性结肠炎患者为什么会出现胳膊疼、腿疼？

溃疡性结肠炎患者如果出现四肢疼痛和腰背疼痛，多是由于筋骨、关节处水肿或炎症刺激导致，症状轻重和肠道炎症成正比，肠道炎症好转，患者的临床症状也会相应减轻。这种关节损害呈进行性加重，严重的患者会出现关节活动受限和关节畸形，所以要引起足够的重视。虽然没有特殊的治疗方案，但是可以选择对症治疗和服用一些免疫抑制剂来缓解症状。研究表明很可能是由于溃疡性结肠炎所引起的自身免疫反应过度所致。

普通肠炎与溃疡性结肠炎如何鉴别？

普通的肠炎极为普遍，常见的症状主要有恶心、呕吐、消化不良、肠鸣、腹泻、腹痛等，大便里面带黏液和脓血比较少见。但是需要警惕的是很多溃疡性结肠炎患者一开始出现腹痛、腹泻、大便带血及黏液等症状，常常不当回事儿，以为只是普通的肠炎，因而延误病情，影响治疗。普通肠炎一般发病较急，多由于细菌、病毒、真菌、寄生虫等原因导致，经治疗一般会很快缓解，不留后遗症，也不会复发。而溃疡性结肠炎病程较长，多大于6周，常规治疗无效，反复发作，需要结合血液检查、肠镜、病理检查等多种辅助检查方法，由具有丰富临床经验的大夫才可以做出正确的诊断。

🌱 溃疡性结肠炎和克罗恩病在发病部位上的区别是什么？

溃疡性结肠炎发病部位多从靠近肛门部位的直肠开始，不超过大肠，病变呈连续性，严重的溃疡性结肠炎会累积整个大肠。但是克罗恩病病变多呈节段性分布，多侵犯回肠，并且可以累及整个消化道，即从口腔到肛门的任意一段都有可能发生病变。

这两种疾病因发病部位不同，在临床表现上也有所区别。溃疡性结肠炎发病部位在直肠，所以多出现腹泻、腹痛、大便带血、大便有黏液、便后不爽等症状，而克罗恩病由于病变部位广泛，常常合并营养不良、低蛋白血症、消瘦、乏力、贫血、肠梗阻等。但是临床上，两种疾病依靠症状常常难以鉴别。

🌱 溃疡性结肠炎和克罗恩病怎么鉴别？

溃疡性结肠炎和克罗恩病单靠临床表现很难鉴别，所以这两种疾病的主要鉴别点在于病理表现，需要高级别的医师才可以做出正确的诊断。溃疡性结肠炎主要病理表现是黏膜充血、肿胀、糜烂，形成特征性微脓肿，而克罗恩病的主要病理为轻重不一的局灶性黏膜炎症、非干酪性肉芽肿、淋巴细胞聚集、裂隙样溃疡、全壁炎症以及肉芽组织增生。

🌱 溃疡性结肠炎与细菌性痢疾是一回事吗？

这两者是不同的疾病，并不属于一回事。细菌性痢疾是由痢疾杆菌引起的一种肠道传染病，多通过患者所排出的大便污染水源或经直接接触传播，临床上主要表现为腹痛、腹泻、发热、里

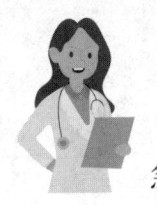

急后重、大便带血和黏液等,所以一些溃疡性结肠炎患者常被误诊为细菌性痢疾而耽误治疗。两种疾病鉴别还是比较容易的,细菌性痢疾患者大便可以培养出痢疾杆菌,或经抗炎、抗感染治疗有效,属于急性病,病程短、预后好。而溃疡性结肠炎多反复发作,迁延难愈。

溃疡性结肠炎与肠易激综合征的区别是什么?

肠易激综合征属于一种功能性疾病,多表现为反复发作的腹泻、腹胀,上厕所前伴有腹痛,一般在解完大便后症状缓解,大便偏稀或没有形状,但也可以表现为便秘,有时可见黏液。该病病程较长,相关化验和检查包括肠镜等都基本正常。而溃疡性结肠炎除了可以表现上述症状以外,还表现为里急后重、大便带血和黏液,而且腹痛在解完大便后无明显缓解,相关化验和检查都可以发现病变,属于一种长期反复发作的炎性肠病,具体发病机制未知。

什么样的溃疡性结肠炎患者应该警惕结肠癌?

结肠癌多见于中老年人,少见于年轻患者,常见的临床表现有长期肉眼看不见的大便带血、短期内的体重下降、腹部包块、排便习惯的改变等。溃疡性结肠炎的病变范围越大、病情越重、患病的时间越长,其癌变的概率也就越大。所以对于溃疡性结肠炎的患者要积极治疗,定期复查,急性发作的时候要对症治疗,更重要的是注意平常生活的调护,包括饮食、作息、情绪、防寒保暖等诸多方面。

溃疡性结肠炎常见的并发症有哪些？

溃疡性结肠炎常见的并发症主要包括中毒性巨结肠、肠出血、肠穿孔、肠狭窄、肠梗阻、结肠癌等，其中中毒性巨结肠属于最严重的并发症。当出现整个腹部剧烈疼痛，腹部摸起来像木板一样硬，需要考虑肠穿孔的可能性。如果肠壁变厚、肠道里面长息肉，这属于肠狭窄。当出现腹痛、呕吐、腹胀、不排气、不排便等症状时，多属于肠梗阻，病情危急，一经发现需要尽早治疗。结肠癌多见于中老年人，溃疡性结肠炎病变范围越广、病情越重、患病时间越长，则癌变的概率也越大，主要通过肠镜及病理来诊断。

溃疡性结肠炎患者的肠道可能会破裂吗？

溃疡性结肠炎患者如果发生肠破裂多是由于并发中毒性巨结肠所致，中毒性巨结肠见于严重的溃疡性结肠炎患者，肠道会因为充满内容物和气体而被撑大，肠壁变薄，流经肠道的血液变少，肠道因为缺血有坏死的可能。如果不及时治疗，疾病进一步发展就有可能发生肠破裂。最主要的症状就是突然出现全腹部的剧烈疼痛，腹部拍X线片可以看见腹腔内有空气，这都是肠道破裂的征象。该病病死率极高，属于溃疡性结肠炎严重的并发症。

肠息肉与溃疡性结肠炎有关系吗？

溃疡性结肠炎发生息肉的概率在9.7%~39%，通常把这种息肉称为假性息肉，又可以根据其病理特点分为炎性息肉和腺瘤样息肉。炎性息肉一般不需要手术治疗，而腺瘤样息肉和癌症的发生、发展密切相关，所以腺瘤样息肉一经确诊，应尽快进行肠镜

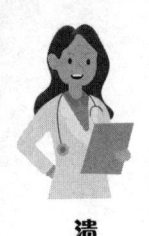

或手术切除，防止癌变。研究发现肠息肉的发生、发展多由长期的炎症和外界不良刺激所导致，具体发病机理还有待研究。

🌱 患者出现身黄、眼黄、小便黄等症状与患溃疡性结肠炎有关系吗？

溃疡性结肠炎患者常常可以并发肝胆的相关疾病，主要包括脂肪肝、慢性活动性肝炎、胆管周围炎、硬化性胆管炎、肝硬化和胆管癌等，肝胆出现损伤的最直观表现就是身体发黄、眼睛发黄、小便发黄，发病机制尚不清楚，多见于病情较重的溃疡性结肠炎患者，且与溃疡性结肠炎活动度密切相关，缺乏特异的治疗方法，主要以对症治疗和保肝治疗为主。

🌱 溃疡性结肠炎患者出现口干、眼干等不适是怎么回事？

溃疡性结肠炎患者可以并发眼部和口腔的相关疾病，主要包括虹膜炎、虹膜睫状体炎、葡萄膜炎、角膜溃疡、口腔溃疡、鹅口疮等，临床表现有眼部和口腔的各种不舒服，诸如嘴里发干、舌痛、眼睛干涩等。具体的发病机制仍不清楚，多数认为和人体自身免疫功能的不正常有关。

🌱 溃疡性结肠炎患者可能出现脖子变粗吗？

溃疡性结肠炎如果并发甲状腺功能障碍，就可能导致脖子变粗，但是这种情况比较少见。两种疾病均与自身的免疫功能紊乱有关。这两种疾病在发病机制上有无联系目前并不清楚，而有关研究证实两者病情是可以相互影响的，甲状腺功能障碍可以加重溃疡性结肠炎患者的症状，反之亦然，具体的机理有待于进一步研究。

溃疡性结肠炎患者为什么容易出现营养不良？

溃疡性结肠炎患者如果不及时治疗，很容易出现各种营养不良的症状，诸如贫血、乏力、体重下降、生长发育迟缓、低蛋白血症、维生素和微量元素缺乏等。溃疡性结肠炎患者会因为腹痛、腹泻或者心理因素的影响而不想吃饭，缺乏营养物质的有效摄入。另一方面，长时间的腹泻、便血以及肠道炎症都加剧了营养物质的流失和损耗，加之溃疡性结肠炎患者肠道功能较弱，常常导致消化不良，吃的食物大部分营养无法被人体正常吸收，这些因素共同导致溃疡性结肠炎患者出现营养不良。出现营养不良时，应给予营养支持治疗。

溃疡性结肠炎患者肛门疼痛伴流脓、流水是怎么回事？

本病患者如果出现肛门疼痛不适伴流脓、流水的症状，多是由于肠道炎症的长时间刺激，诱发了肛门脓肿、肛瘘、肛裂等肛肠方面的疾病。治疗上应该双管齐下，否则容易迁延难愈，使疾病进一步加重。

溃疡性结肠炎最严重的并发症是什么？

中毒性结肠扩张属于溃疡性结肠炎最严重的并发症，发生率低，一般见于病情较重的溃疡性结肠炎患者。该病病程较长，由于长时间的炎症和外界的不良刺激导致肠道功能障碍，肠道不能

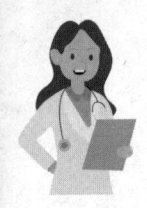

正常蠕动，里面的内容物和气体不断地堵在肠道里，导致肠道被撑大，肠壁变薄，影响肠道血液的运行。如果不及时治疗，可能会引起肠壁破裂，病情凶险，病死率极高，所以对于并发中毒性巨结肠的患者应该尽早治疗，以免加重病情，延误治疗的最佳时机。

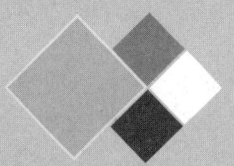

溃疡性结肠炎的治疗

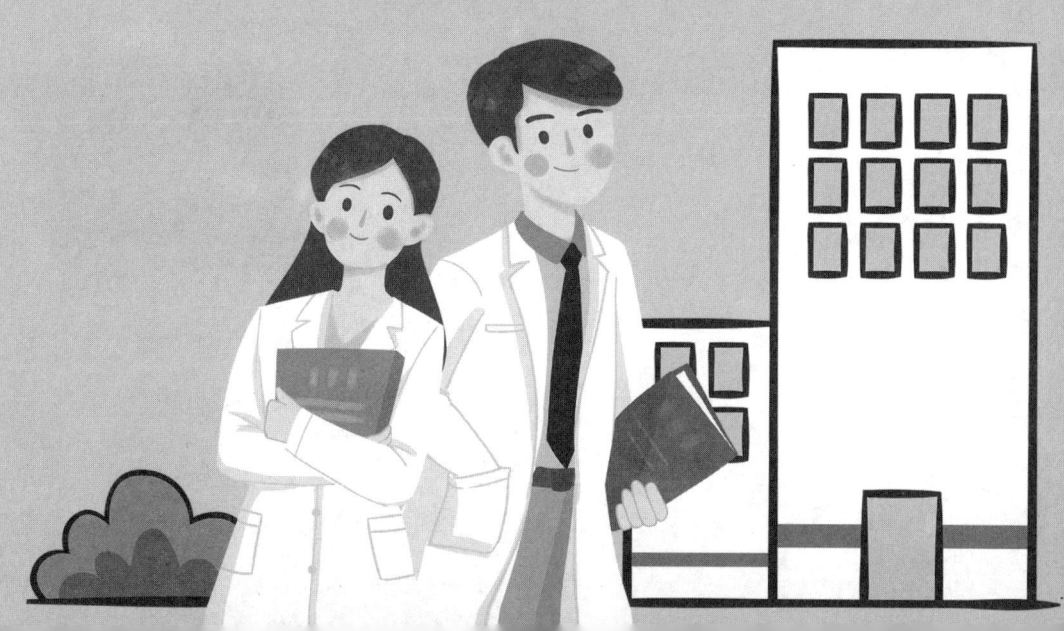

溃疡性结肠炎的治疗方法有哪些？

溃疡性结肠炎的治疗包括内科治疗和外科治疗，其中内科治疗主要是卧床休息和营养支持。溃疡性结肠炎患者常伴有营养不良，因此，要注意蛋白质以及钙、铁、钾等微量元素的摄入，严重的溃疡性结肠炎患者还需要绝对卧床。5-氨基水杨酸是目前临床常用的治疗药物，其他药物还包括免疫抑制剂、抗生素、生物制剂和激素等，其中激素诸如泼尼松、地塞米松等，由于其具有一定的不良反应，故不主张长期使用。与西药相比，中医中药对于溃疡性结肠炎的治疗具有独特的优势，特别是腹泻型患者的治疗效果显著，同时日常的饮食及起居调护也很重要。外科治疗主要是采取手术治疗，对于突然起病且病情严重的患者，如果内科治疗效果不好，可以考虑手术治疗。

治疗溃疡性结肠炎的药物有哪些？

5-氨基水杨酸临床疗效最好，也就是我们平时所称的美沙拉嗪（惠迪），适用于轻、中度患者，对于停药后容易复发的患者，可采取小剂量长期维持，但其不良反应也很明显，常见的有恶心、呕吐、头痛等，且长期用药有一定的肝肾毒性；激素，主要是糖皮质激素，给药方法包括口服、肌肉注射、静脉输液及灌肠，见效快，所以更适用于突然发病和病情较重的患者，但因为激素本身的不良反应，因此，不建议长期使用；免疫抑制剂，主要适用于激素治疗效果差或对激素依赖的患者，且可以减少激素的用量，因此适合病情较重、病变范围较广者，常用药物有硫唑嘌呤、甲氨蝶呤、环磷酰胺、环孢素A及他克莫司等；生物制剂，适用于激素和免疫抑制剂治疗无效或对糖皮质激素有依赖的中、重度溃

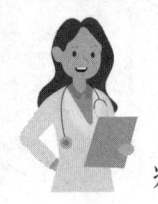

疡性结肠炎患者；抗生素，适用于重度溃疡性结肠炎伴有感染的患者。

溃疡性结肠炎的手术方式有哪些？

溃疡性结肠炎主要有4种手术方式可供选用，包括结直肠全切除、回肠造口术；结肠全切除、回直肠吻合术；控制性回肠造口术；结直肠全切除、回肠袋肛管吻合术。目前尚无有效长期预防或治疗的方法，所以这4种手术方式中，结直肠全切除、回肠袋肛管吻合术不失为合理、可供选用的方式。

柳氮磺胺吡啶使用时应注意什么？

由于柳氮磺胺吡啶片可以引起肝脏损害，引起黄疸、肝功能减退，严重者可发生急性重型肝炎，所以建议肝炎患者在咨询相关专业医生后谨慎使用；此外对呋塞米、噻嗪类利尿药、磺胺类药物过敏的患者，对本品亦会过敏，因此不建议使用；有些患者使用本药时可能会出现胃痛、恶心、腹泻等胃肠道刺激症状，建议餐后服药或分成小量多次服用。如果症状严重，可以换用其他对胃肠道刺激小的新型氨基水杨酸类药物。腹泻症状无改善时，柳氮磺胺吡啶片最大剂量一日不要超过6g，以减少其不良反应和毒性反应；柳氮磺胺吡啶片停药间隔不得超过8小时，因此夜间一般需要服药。

美沙拉嗪肠溶片如何服用？

常用剂量是每日1.5~4g。根据个人体质的不同，推荐用量如下：溃疡性结肠炎病情较急且症状明显者，每日1.5~4g；病情稳定且症状轻微者，每日 1.5g。此外，患者应在三餐前 1 小时吃药，切记整片吞服，不可嚼碎或压碎。如果中间忘记吃药，应尽快补服或下次一起服用。对于一些做过肠道切除手术的患者，药物通过肠道的过程极快，在大便中会看到没有消化的美沙拉嗪片，但这种情况非常少见。

🌱 服用美沙拉嗪肠溶片时要注意什么？

使用本药品时应注意定期进行安全性检查。一般情况下，在治疗 2 周后就应该进行血常规和尿常规检查，此后每用药 1 月复查 1 次。另外服药每 3 个月应检查肝肾功能；对于肺功能障碍，特别是合并哮喘的患者，在治疗期间，应密切监测病情变化；治疗中如果突然出现腹痛、发热、头痛以及皮肤红疹等，应立即停用本品并尽快就医；孕 3 个月及哺乳期妇女，应尽可能不使用本品；对本药品过敏者，严重肝、肾功能不全者，胃和十二指肠溃疡者，出血体质者，儿童及老人(易引起出血)使用时应减量；美沙拉嗪肠溶片应在避光、密封、25℃下保存。

🌱 溃疡性结肠炎患者什么情况下需要从肛门给药？

从肛门给药也就是我们俗称的灌肠，是把药品从肛门送入消化道，适用于距离肛门较近肠段的溃疡性结肠炎，此方法简便且吸收迅速、作用较快，还可以避免药物对胃肠的刺激，因此，对老人、儿童及胃肠功能不好的患者很适用。

🌱 有没有可以从肛门给药的美沙拉嗪栓？

有的。美沙拉嗪栓适用于肛门附近肠段有炎症的溃疡性结肠

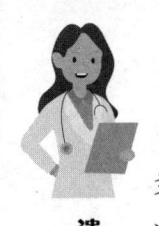

炎患者,作用迅速,能更好地治疗疾病,使药物直接从肠段吸收,减轻药物对人体的毒副作用。本药每日使用1次,使用前应注意排便,建议晚上睡前使用。

美沙拉嗪栓怎么使用?

成人每日1~2次,每次1枚或者按医生建议的用量使用,2岁以上儿童使用需听从医生指导。使用栓剂前应先排便,用特定的卫生指套将栓剂从肛门塞入,直接送到刚好失去阻力的位置,为了便于塞入栓剂,可用水或凡士林等润滑。若栓剂在10分钟内脱出肛门,需要重新塞入另一支栓剂,特定的卫生指套使用后要扔掉,不可重复使用。所以使用美沙拉嗪栓的患者一定要注意,按照以上步骤进行,以保证药效、避免感染。

什么情况下不能使用美沙拉嗪栓?

本品的不良反应比较少见,有时可能有排便感,如有其他不良反应,要尽快就医。肝、肾功能差的患者慎用。对水杨酸类药物及本品过敏者和3岁以下儿童忌用。怀孕及哺乳的患者,应在医生指导下使用。

美沙拉嗪灌肠液能长期使用吗?

不建议长期使用。因为长时间使用美沙拉嗪灌肠液可能会造成患者的肛门口松弛,影响排便功能;另外长期使用本品对患者肝肾功能有一定的损害;而且灌肠液使用起来也比较麻烦,影响患者日常生活以及情绪。

莎尔福灌肠液应该怎么使用？

莎尔福灌肠液通过肛门给药，可以提高肛门附近的溃疡性结肠炎的治疗效果。睡前将莎尔福灌肠液从肛门挤进肠内，使用前摇晃瓶子30秒，打开药品将灌肠器具的顶部深插入肛门内，瓶子稍向下倾斜并缓慢挤压，待瓶子挤空后缓慢将给药器撤出。正确的给药姿势为左侧卧位，左腿伸直，右膝盖弯曲，给药结束后保持给药姿势至少30分钟，如有条件，最好使药物整晚保留肠内以发挥作用。

哪些人群不宜使用莎尔福灌肠药？

莎尔福灌肠液适合溃疡性结肠炎急性发作的患者，但肝肾功能不全以及患有胃肠溃疡的患者不建议使用，对于孕妇及哺乳期妇女须在医生指导下用药，体质虚弱的老人及小孩也应控制用量。

溃疡性结肠炎患者需要用激素吗？

糖皮质激素适用于病情较重的溃疡性结肠炎患者，在5-氨基水杨酸治疗无效的情况下可使用，相较其他药物见效更快，使用后90%的患者症状都可得到有效缓解，特别是对于溃疡性结肠炎伴关节炎、结节性红斑等疾病的患者尤其适用。但需要注意的是激素的不良反应较多，对伴有腹膜炎或腹腔内有脓肿的患者要慎用。此外，用药过程中要注意预防血钾流失过多造成的低血钾。不要小看低血钾，严重时可危及生命。有的患者感觉症状缓解而停药，这种做法是不可取的，可能会延误病情甚至造成更严重的病症，所以应在医生指导下逐渐减少用量直至停药。

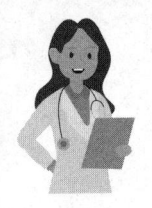

溃疡性结肠炎患者常用的糖皮质激素有哪些？

糖皮质激素类药物根据其发挥药效时间长短可以分成短、中、长效激素。短效激素包括氢化可的松、可的松等；中效激素包括泼尼松、泼尼松龙、甲泼尼龙等；长效激素包括地塞米松、倍他米松等。此外，还有新型的糖皮质激素，例如布地奈德等。对于病情较轻炎症部位距离肛门较近的中度溃疡性结肠炎患者可以通过灌肠的方法使用糖皮质激素，如倍氯米松、布地奈德或氢化可的松灌肠都很有效。对于病情较轻或处于中度的肠道多个部位广泛存在炎症的溃疡性结肠炎患者，可以遵医嘱口服糖皮质激素，如泼尼松、泼尼松龙等。对于病情较重或发病突然的溃疡性结肠炎患者，使用糖皮质激素是首选的治疗方法。

长期使用激素的不良反应有哪些？

长期使用激素会破坏人体的免疫功能，增加患者的感染机会；造成骨质疏松进而诱发骨折；使胃酸分泌增加，诱发胃炎、胃溃疡等；使皮肤出现痤疮、斑点、容易过敏；长期使用激素还会影响患者的情绪，造成失眠等；同时也会抑制小儿的生长发育，造成小儿生长发育迟缓。

激素可以局部给药吗？

可以的。激素可以口服、局部注射以及静脉滴注，但是都需要在医生指导下谨慎使用，可以掺入中药灌肠液中使用，局部疗效也很好。

溃疡性结肠炎患者为什么要使用免疫抑制剂？

溃疡性结肠炎会破坏人体的免疫功能，使人体开始攻击自身体内的正常细胞，导致患者免疫系统紊乱，从而对人体造成损害。使用免疫抑制剂可以有效调节人体免疫系统，使人体恢复正常免疫，免疫抑制剂目前已成为器官移植及自身免疫性疾病治疗中不可缺少的药物之一。

什么是免疫抑制剂？

免疫是人体具有的识别和排除对人体有害异物的能力，说白了就是人体自身的防卫功能。在正常生理情况下，可以维持人体的健康状态，但当人体免疫功能出现异常的时候，就会攻击自身正常的细胞，此时就需要用免疫抑制剂来进行治疗。所谓的免疫抑制剂就是对免疫有抑制作用的药物，免疫抑制剂主要作用于器官移植抗排斥反应和自身免疫疾病，如类风湿性关节炎、红斑狼疮、皮肤真菌病、膜性肾病、炎性肠病和自身免疫性溶血性贫血等。目前市面上免疫抑制剂有很多种，如硫唑嘌呤、环孢素A、他克莫司等，具体应用哪种药物应根据患者的病情在医生的指导下使用。

为什么用硫唑嘌呤要及时查血常规、肝功能及肾功能？

肝肾功能不好的患者应慎用本药，本药有明显的毒副作用，并且可随肾脏的功能异常而增强其对患者的毒副作用，但现在还没有被研究结果所证实。而对于有肝功能异常的患者使用本药治

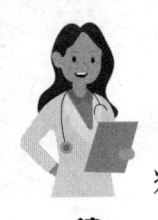

疗的时候也应注意，定期抽血检查肝功能，由于本药品对此类患者有一定的不良影响，因此，建议按照最小用药量给药，并应密切观察病情，如果出现明显的不良反应，要根据病情再次减少药量，情况严重时应及时就医。

溃疡性结肠炎患者使用硫唑嘌呤的不良反应有哪些？

溃疡性结肠炎患者使用硫唑嘌呤的不良反应有许多。可抑制骨髓生长、对肝脏造成损害、致胎儿畸形，亦可出现皮疹，偶尔会在一些患者中见到肌肉萎缩，主要表现为类似感冒的症状（身体肌肉疼、头疼、腹泻及大便不成形等），一般在服药2~3周后出现，停药后很快消失。还可能导致白细胞减少症，有时对胰腺功能也有一定的损害。硫唑嘌呤是病情稳定期用于缓解症状的主要药物之一，如果可以坚持连续使用本药3周以上，患者的不良反应可以得到有效缓解。

什么是益生菌？

益生菌是一种对人体有益的细菌，主要存在于人体肠道以及生殖系统内，可以增强人体免疫力，并且可以维持肠道内菌群平衡，使人体能更好地吸收营养物质，保护肠道健康，维持人体肠道及生殖功能的正常运行。

为什么用益生菌能治疗溃疡性结肠炎？

益生菌有提高机体免疫力、维持肠道菌群结构平衡及抑制肠道炎症等作用。溃疡性结肠炎患者往往会伴随肠道菌群失调，对于症状轻微的患者，益生菌可以和其他药物一起使用来辅助治疗，但对于病情较重且症状明显的溃疡性结肠炎患者使用益生菌疗效不大，而其用于持续缓解治疗的作用有待进一步研究。

常用的益生菌药物有哪些？

益生菌可增加肠道有益菌，调节肠道菌群，并抑制肠道中对人体具有潜在危害的菌类。常用的有单菌制剂，如整肠生、丽珠肠乐、促菌生等；多菌种联合制剂，如妈咪爱、双歧三联活菌、金双歧、益菌康等。

益生菌药物应该怎么吃？

益生菌为活菌制剂，使用时应注意以下几个方面。服药时间，益生菌最佳服用时间是早晨，在早饭前或同早餐一起服用效果最好，因为这时胃酸浓度比较低，利于益生菌顺利到达肠道发挥作用；温水服药，送服药的水温度不宜过高或过低，高于37℃或冰水均对活菌制剂有影响，不利于药效发挥，此外，也不宜用含酒精的饮料送服药物。

服用益生菌药物时应注意什么？

益生菌不可与抗生素类药物同用，可以先服用抗生素，间隔两个小时后再服用益生菌，因为抗生素尤其是广谱抗生素不能识别有害菌和有益菌，在杀死有害菌的同时也可能杀死有益菌，所以间隔两个小时后补充益生菌最好。益生菌药物的服药禁忌：避免与铋剂、药用碳、鞣酸等合用，因为这类药物可以抑制、吸附或杀灭活菌，所以要避免一起使用以免影响药物发挥作用。

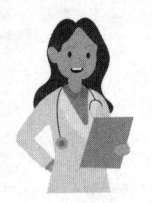

溃疡性结肠炎患者什么时候需要用英夫利昔单抗？

研究认为，英夫利昔单抗适用于其他药物治疗无效的溃疡性结肠炎患者，可以使患者的不适症状得到有效缓解，安全性也高。有报道称其对难治性溃疡性结肠炎同样有效。

为什么用英夫利昔单抗的溃疡性结肠炎患者少？

本药的缺点是价格昂贵，因此，只适用于经济条件较好的患者，且有许多不良反应，如诱发和加重感染、影响心血管系统、过敏反应等。

为什么溃疡性结肠炎患者加强营养支持很重要？

很多溃疡性结肠炎患者都存在营养不良，改善溃疡性结肠炎患者的营养状况可以起到辅助治疗的作用，但应注意的是不存在适合所有溃疡性结肠炎患者的某一种食物或者食谱，患者适合吃哪种食物，不适合吃哪种食物都是因人而异的，应该根据患者的病程、病位和病情程度等做调整。

什么是处方药？什么是非处方药？

所谓处方药是指必须有执业医师或执业助理医师签字才可以调配、购买和使用的药品，简称 RX。治疗溃疡性结肠炎的药物大部分为处方药，如柳氮磺胺吡啶、美沙拉嗪、奥沙拉秦、巴柳氮钠等。而非处方药是指不需要有执业医师或执业助理医师签字就能自行判断、购买及使用的药品，简称 OTC，此已成为全球通用的俗称。由于治疗溃疡性结肠炎的药物大部分都是处方药物，因此要凭医生签字才能在正规药房和医院购买到。

溃疡性结肠炎患者自己买药时应注意什么？

首先，药品是一种特殊的商品，用药安全是前提。药品广告是许多患者认识新药的良好途径，看病的时候，配合医生治疗是患者应有的自觉行为。药品的疗效应该从安全性、有效性等方面综合考虑。价格并不能决定药品疗效的好坏；说明书是指导老百姓购买和使用非处方药的重要途径。非处方药的安全性好，只是相对于处方药而言的。用药不可贪多，更不可随意减药、停药，应在医生地指导下用药。

价格贵的就是好药吗？

有人认为价钱贵的药就是好药，这种观点是错误的。因为药物的价格是由其本身的来源、成本、生产的产量以及生产的厂家等多种因素来决定的，国内外资企业的药厂生产的药就比国内的药厂生产的贵，进口药就更贵了。贵不等于好，关键在于是否对症。

溃疡性结肠炎患者如何看药品说明书？

要了解药物的用法，如饭前、饭后、睡前服用，1日1次、2次还是3次，是口服、外用还是注射，都必须仔细看清楚；注意药物的用量，必须按说明书的规定剂量服用，一般说明书用量都为成人剂量，老人、小孩必须准确折算后再服用；特别重要的是在阅读说明书时，对禁忌证、不良反应、药物相互作用、注意事项等要重点阅读，如有不明白的地方，应向药师或医师咨询；需要注意的是并不是说明书上标注的不良反应少就代表药品的不良

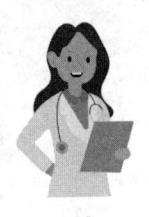

反应少。

溃疡性结肠炎患者用药时应该喝多少水？

大部分治疗溃疡性结肠炎的药物，通常用150~200毫升水送服即可。用水太多会稀释胃酸，反而不利于药物的吸收。此外对消化道有刺激的胶囊药物，遇水会变软、变黏，服用后易附着在食管壁上，损伤食管壁甚至造成溃疡，所以吃胶囊时要多喝水，以保证药物顺利抵达胃部，通常情况下饮水量应不少于300毫升，并且下咽时应稍微低头，以便于胶囊能够顺利地服下。

溃疡性结肠炎患者服用中药冲剂时应该兑多少水？

有的患者服用中药冲剂来治疗溃疡性结肠炎，那么用多少水冲服才合适呢？由于中药冲剂是在中医汤药的基础上发展而来的，用水冲开后即相当于煎好的汤剂，所以需要参照煎煮汤药的方法。煎药时每副中药煎两次，每次取汁150~200毫升，混在一起分两次服用，所以服用中药冲剂每次用水150毫升就可以了，但西药中的散剂例如蒙脱石散（思密达）只需50毫升水冲服即可。

喝完药就躺下睡觉好吗？

有些治疗溃疡性结肠炎的药品，需要睡觉前服用，有的患者觉得吃完药以后就躺下睡觉能够更好地吸收药物，但其实吃完药马上就睡觉，特别是当喝水少的时候，往往会使药物粘在食道上而不容易进入胃中。有些药物，如激素、柳氮磺胺吡啶对食道的伤害较大，甚至可以引起溃疡，情况较轻微的患者只是吞咽东西时觉得疼，严重的情况可能引起出血。所以正确的服药方法是：

服药时应坐着或站着,服药后不要立即躺下,等一会儿使药物自然而快速地通过食管,以免在食管内停留而影响药物发挥药效及损伤食管。所以服药时应多喝水,一般用温开水 200~300 毫升送服,建议活动 5 分钟后再躺下休息。

肌肉注射、静脉输液比吃药好得快吗?

有些患者认为口服药不如肌肉注射、静脉输液好得快、药效强,每次溃疡性结肠炎一复发,就要求医生给他肌肉注射或静脉输液。而另外有一些患者的想法与之恰好相反,患病后总希望多吃药、少打针,免遭"皮肉之苦"。实际上,这两种想法都不利于疾病的治疗。那么患病后到底是应该吃药还是打针输液呢?目前临床上使用的药物有药片、药丸、胶囊、注射针剂等多种形式。将药物制成什么样子是由药物的性质、疗效和毒副作用等条件决定的。疾病严重程度不同,病变的部位、范围不一样,需要的药物也不一样,有的需要肌肉注射、静脉输液,有的需要口服,有的需要灌肠,所以选择正确的用药途径,应由医生根据患者的病情和药物的特点决定,这才有利于疾病的治疗和康复。

什么是药物的不良反应?

药物能治病但也可能对人体造成伤害,我们常常把这种伤害叫做药物的不良反应。所谓的不良反应是指在按照正确吃法服用正常药量的情况下,意外出现的人体伤害。药物的不良反应的诱发因素包括年龄、性别、遗传、疾病以及药物的毒副作用、药物的相互作用以及药物形态的影响等。因此,同一药物的不良反应,在不同年龄、不同性别、不同种族、不同症状、不同伴随疾病的

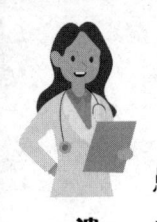

患者中可能表现不同，如果加上药物及其形态等因素的影响，问题更为复杂，这就是药品不良反应不可预知的原因。

什么是药物的过敏反应？

药物对于人体来说是一种外来的"异物"，人的身体生来就有一种对"外来异物"做出反应的能力，这本是身体的一种自我保护反应，但是这种反应如果超出一定的限度，反而会对身体造成伤害。过敏反应是人体对药物一种过度的反应，它本质上属于一种免疫反应，药物过敏反应也属于药品的不良反应。

过敏反应有哪些表现？

过敏这个词在我们生活中很常见，有些人对某种食物过敏，如花生、牛奶、牛羊肉等，还有一部分人对药物过敏，如磺胺类药物、青霉素等，甚至有人对花粉、粉尘等过敏。过敏如此常见，那么我们常说的过敏反应都有哪些具体表现呢？可以是皮肤瘙痒及各种皮疹，也可以表现为胸闷、心悸、呼吸困难、身体麻木等，也可以出现面色苍白、出虚汗、怕冷，甚至出现意识丧失、昏迷、大小便失禁等，情况严重的话一定要及时就医。

用药过敏之后停药就行了吗？

患者用药后产生过敏反应首先应该立即停止用药，同时还应密切观察，需根据病情进行相应的治疗。此外，患者要多喝水以便从小便中迅速排出残存药物。必要时还需要大量输液，以加速药物排出体内。

🌱 溃疡性结肠炎老年患者用药时要注意什么？

一般来说，老年人的各种脏器功能退化，新陈代谢减慢，容易发生药物不良反应。老年人往往合并多种疾病，有些老年人还服用一些保健品，所以老年人用药要特别慎重，不要选用不良反应多的药物，适当减少口服药的药量和种类，不要长时间服药，尽量避免药物的相互作用。

🌱 孕妇得了溃疡性结肠炎用药时要注意什么？

孕妇用药，不仅本人可能受到药物不良反应的危害，而且有不少药物可以经过胎盘进入胎儿体内，胎儿也会受到影响。如病情需要一定要吃药，一定要充分听取医务人员的意见，认真选择，严格按照规定的用法用量来使用。

🌱 大便带血可以吃止血药吗？

溃疡性结肠炎出血是因肠道有炎症、糜烂、溃疡所引起，所以只要控制肠道炎症，出血就能缓解或停止，同时很多病情严重者可导致肠道血管微小血栓形成，类似于脑血栓，会加重肠道缺血缺氧，不利于溃疡愈合。因此，溃疡性结肠炎的出血，一般不需用止血药，只有溃疡面大而深、损伤明显而大量出血时，可酌情使用止血药。

🌱 溃疡性结肠炎患者大量出血时怎么办？

溃疡性结肠炎患者出现肠道出血是其最常见的症状，经常可以见到鲜血混合大便一起排出，或者与大便分开排出，而常被误

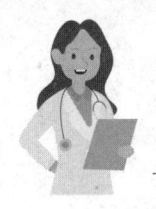

认为是痔疮导致的出血，严重者可出现大量血便或脓血便，有的甚至出现鲜血伴脱落的肠黏膜。所以，当出现大出血时，应立即前往医院寻求诊治，如果出现来自整个肠道无法控制的大出血，可以急诊做直结肠切除术，此外，应积极及时地输液、输血，来维持人体正常运行所需要的血量，为手术赢得时间。

溃疡性结肠炎患者多久可以停药？

每天都要定时吃药确实很麻烦，而且所有的药物都有一定的不良反应，有些不良反应甚至比这个病本身还要让人痛苦，如头痛、恶心，以及激素所致的"满月脸"，还有情绪不稳定、疲劳乏力、皮疹等。不过停药后这些不良反应大部分会消失，并且医生也会交代这些药物的不良反应以及解决办法。但最重要的是必须在医生的指导下坚持服药，一定不可以自己停药，这样才能防止疾病复发。

长期用药会不会有依赖性？

溃疡性结肠炎是一种肠道慢性疾病，具有反复发作的特点，即使处于病情好转且稳定期，也需要长期吃药，若患者自行减药或停药，病情可能复发或加重，但这并不是平时我们所说的药物依赖性。

溃疡性结肠炎能治好吗？

溃疡性结肠炎是一种反复发作的慢性病，有时没有明显的不适症状而有时患者又会出现明显的不适而影响生活，一般不能根治，正确合理的治疗可以控制病情发展以及尽可能使疾病得到缓解，从而提高患者的生活质量。

🌱 身体没有不适就可以停药了吗？

首先，这种想法是错误的。有些患者觉得症状消失即为痊愈，就能不服药了，导致病情反反复复，对患者身体及心理都造成了不良影响，而且长期反复发作会造成许多并发症，因此，减少复发是目前治疗溃疡性结肠炎的重中之重。由于目前对溃疡性结肠炎的认识和研究还不完善，为防止疾病再次发作，当病情得到控制后，维持病情的缓解治疗就显得至关重要。除了病情较轻的溃疡性结肠炎患者可停药观察外，所有患者待病情完全缓解后均应继续维持用药治疗。维持治疗的时间尚无定论，可能3~5年甚至终生用药，病情缓解后6个月内复发的患者也应维持治疗。

🌱 中药一定是安全的吗？

中药不一定是安全的。中药的使用讲究辨证论治，就是在开药前先确定患者属于哪一种病症中的具体哪一类，然后再根据患者的年龄、性别等因素综合考虑才开药，即讲究一人一方，然后根据患者病情变化再加减用药。这样服用中药有助于减少和避免不良反应。但中药也是含有很多化学成分的，如果不遵守辨证施治的原则或辨证错误，中药搭配不合理，中药本身质量有问题，也能引起许多不良反应。现在许多中成药、中药制剂在使用过程中，不良反应也很多，所以都应该引起重视。

🌱 中西医结合治疗溃疡性结肠炎有什么优势？

中西医结合治疗可以有效提高患者不适症状的缓解率，减少

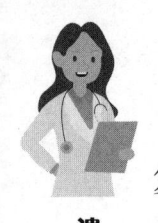

复发的概率；减少西药治疗造成的腹痛、头痛、贫血、过敏等不良反应；中西医结合治疗可以缩短疗程以减少患者的总体花费，使患者更加容易配合治疗，从而有利于疾病的治疗。

目前溃疡性结肠炎的治疗有什么新进展？

溃疡性结肠炎患者常常伴有肠道菌群失调，为了更好地调节人体肠道菌群平衡，粪菌移植应运而生。所谓的粪菌移植就是将健康人粪便中的对人体有益的菌群移植到患有溃疡性结肠炎的患者肠道内，以调节恢复肠道菌群平衡的治疗方式。近年来粪菌移植在治疗复发性肠道梭状芽孢杆菌感染中取得了很好的疗效，因此，国内外相继开始采用该方法治疗炎症性肠病，但粪菌移植治疗炎症性肠病的研究目前正处于起步阶段，尚需进一步的研究。

得了溃疡性结肠炎就得做手术吗？

不是的。大多数溃疡性结肠炎患者经过药物、营养及休息等治疗后，病情可以缓解，但也有一些病情严重的患者，由于炎症累及的部位广泛，经用内科治疗无效或出现严重并发症，常需结合外科手术治疗。

由于溃疡性结肠炎病变只局限于肠道的某一段，所以可以通过手术切除病变肠段来达到治愈该病的目的。因此，溃疡性结肠炎患者在出现大出血、内科保守治疗无效、影响生长发育、并发中毒性巨结肠、肠梗阻、肠穿孔、癌变等危及生命安全的时候，需要马上进行手术治疗。

癌症的发生发展经研究与溃疡性结肠炎密切相关，溃疡性结肠炎患者病情越重、病变范围越大、患病时间越长，癌变的概率也就越大。所以建议溃疡性结肠炎的患者要注意及时复查。对于发展成癌症的溃疡性结肠炎患者，应首选外科手术治疗，直接切除患者的病变肠段，提高患者的生存率。

做了手术还用服药吗？

结直肠全切除术对溃疡性结肠炎患者来说是一种可以治愈疾病的手术，一般不需要再服用其他药物，国外对重度溃疡性结肠炎，以及用糖皮质激素和环孢素治疗无效的患者，多行全结肠切除术，术后短期内给予药物来维持治疗。目前，国内一些外科专家对重度溃疡性结肠炎的手术较为保守，只做部分结肠切除，因此，对这些患者必须给予药物维持治疗。如果复发，根据病情轻重再进行药物治疗，无效者需再行手术。

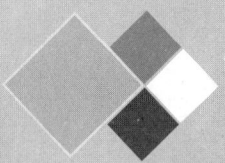

中医关于溃疡性结肠炎的表述

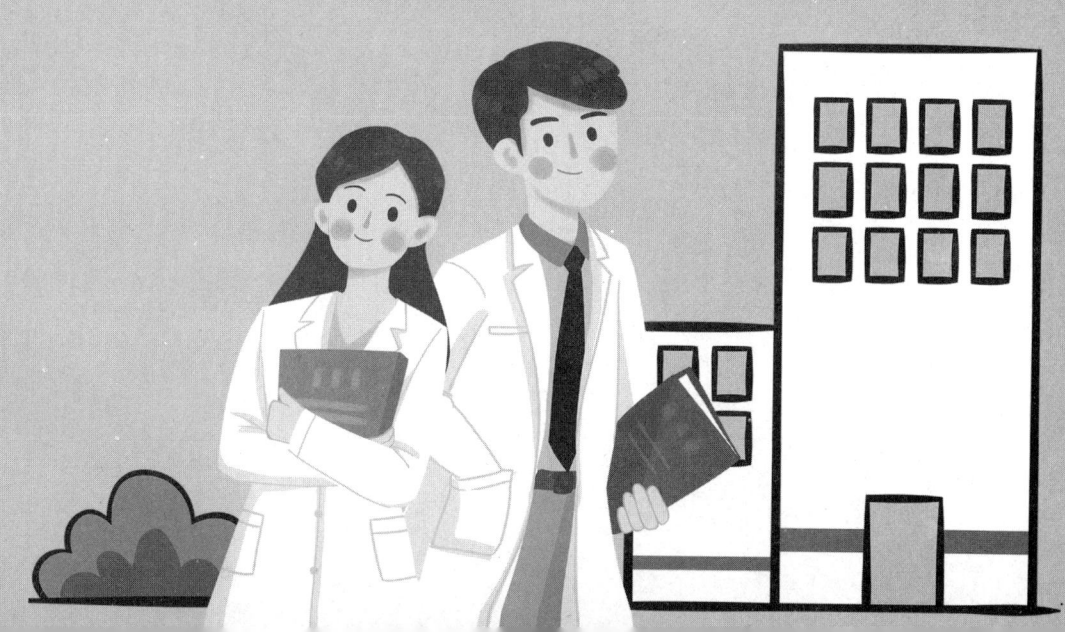

溃疡性结肠炎在传统医学中叫什么？

根据其临床主要表现可将本病归为"泄泻""肠澼""滞下""休息痢"等范畴。

有以症状命名者，如"赤沃""下利""便血""泄泻""赤白"等。

以证候分者，如"热痢""冷痢"等；以脏腑分者，如"肠澼""大瘕泄"等。

以病因分者，如"滞下""肠风""脏毒"等。

中医四大经典之首的《黄帝内经》是如何认识溃疡性结肠炎的？

中国最早的医学典籍，中医学四大经典之一的《黄帝内经》中，就有"肠澼"的论述。书中所论述的"肠澼"一证，不仅有便溏、水泻、久泻等症状，而且有便下脓血、里急后重等类似痢疾的症状，与溃疡性结肠炎症状描述十分吻合。从"肠澼"的概念去认识溃疡性结肠炎，能够更好地帮助我们理解"肠澼"的病因病机。《黄帝内经》认为，"肠澼"的病因病机为"阴阳失和，邪气中阴"。书中提到，五脏的病变（肝、心、脾、肺、肾的功能异常）皆可导致"肠澼"发生，病因主要是由于五脏的脏气受损，导致人体中气消亡，其里内伤，病久之后，就会导致湿热蒸腐，败坏血络从而导致"肠澼下血"的病证。《黄帝内经·素问》中对"肠澼"的病因病机进行了更为详细的分析概括。书中认为，"肠澼"的发病主要与饮食不当、情志失调或感受外来邪气，脾胃虚弱，血瘀肠络有关。

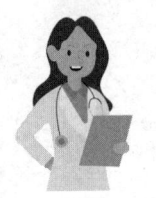

🌱 其他著名的中医典籍又是如何分别论述溃疡性结肠炎的？

《中藏经》中也提到了"肠澼"病名，《中藏经》中记载："肠澼"患者，下利脓血，患者脉象急促，皮肤发热，进食不下，腹部胀满且目瞪多预后不良；或者浑身厥冷，脉沉细的患者预后亦不良；若饮食如故，脉沉有力的患者预后较好。

李东垣在《脾胃论·肠下血论》中主要记载了凉血地黄汤的使用，"肠澼"患者往往将未消化的食物与血液一起泻下。盛夏季节，湿热明显，"肠澼"的致病因素常在，故此病易得，或有此病的患者病情会加重。

🌱 什么是泄？

《难经》将"肠澼"归于"泄"的范畴，《难经·论疾病·五十七难》中具体描述了"五泄"的症状，该书把泄归为五类，即胃泄、脾泄、大肠泄、小肠泄、大瘕泄五类，且大肠泄又称为后重。胃泄的主要症状为：大便色黄，皆为不消化的食物；脾泄的主要症状为：腹部胀满，进食即呕吐，且大便稀薄如水状；大肠泄的主要症状为：大便急迫伴随腹痛，且肠鸣音亢进，大便颜色发白；小肠泄的主要症状为：大便带脓血，伴有小腹疼痛；大瘕泄的主要症状为：多次想解大便却解不出，此处指出了大瘕泄的特征为"里急后重"，更为形象和全面。

🌱 何为下利？

张仲景在《金匮要略·吐下利病脉·证治第十七》中指出：

下利且脉沉弦者，病情较重；脉大者，为下利未止；脉微弱数者，预后较好能自止。该书中更有一些下利的经典方剂仍然流传至今，如：下利且胡言乱语神志不清者，因为有燥屎的缘故，应当用小承气汤；下利大便伴随脓血者，当用桃花汤；热利下重者，当用白头翁汤；下利且有肺痈者，当用紫参汤。将泄泻、痢疾统称为下利，但于"痢疾"每以"便血""下重""圊脓血"别之。此外，还记载了许多有关下利的经典方剂。

什么是滞下？

《备急千金要方》称本病为"滞下"。《备急千金要方·卷十五·脾脏方·热痢第七》：提出"滞下"的病名，以及该病的病因和主要临床症状。春季受风邪侵扰，病邪潜伏至夏季会便脓血；若夏季受风邪侵扰，到了秋季则腹泻如水注。凡是发为下泻病的多潜伏发病，春病夏发，夏病秋发。除此之外该书还记录了寒邪或热邪合并食物喜积肠胃者，当用大黄汤通下，且详细记载了大黄汤的服用方法，由于大黄汤药力较猛，身体强壮之人，大黄汤间断服用亦不超过两剂。

何为痢？

《医贯·卷之六·后天要论·痢疾论》言：痢疾曾被称为滞下，主要症状为里急后重，可能带有脓或血或脓血，大便有无不消化食物，有无腹痛，有无呕吐，有无发热。

什么是休息痢？

休息痢作为病名提出首见于隋代巢元方的《诸病源候论·休

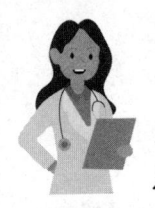

息痢候》，记载有：休息痢的患者，胃脘常有停饮，由于痢疾日久，或有寒邪或热邪侵犯已有的水饮，邪气作用于饮，则饮动，然肠胃虚损，故发为痢疾。若冷热之气通畅调达，则宿饮平静，而痢疾就不发作。肠胃虚弱，容易受冷热之气侵扰，则宿饮或静或动，故痢疾乍发乍止，所以称之为休息痢。可见时发时止的休息痢与溃疡性结肠炎中最常见的慢性复发型的发病特点是相似的，而慢性持续型溃疡性结肠炎又与病程较长之久痢病情类似。《诸病源候论》还有"赤白痢""血痢""脓血痢""热痢"等20余种痢候记载，对本病的临床表现和病因病机已有较深刻的认识。

什么是久痢？

久痢之名，亦首见《诸病源候论·痢病诸候》，该书指出脾肾虚损不足是本病发生的基础，痢疾病大多由于肠胃本身虚弱，寒热之邪乘虚而入肠间，肠虚则会腹泻，这就是痢疾的由来。该书还指出痢疾病证久延、脾胃亏损、中气下陷，缠绵日久则会发展成久痢。与溃疡性结肠炎病程较久、迁延不愈相似。

何为肠风？何为脏毒？肠风与脏毒有何区别？

《三因极一病证方论·卷之十五·辨肠风论》曰：肠风脏毒，都属于滞下。脏毒，即是脏中积毒；肠风，即是邪气入脏，下利清血，称之为风利。

《医学入门·外集·卷四·杂病·内伤类·便血》曰：由外感之邪演变而来的，称之为肠气，外邪易感且致病迅速，所以色鲜红，多在粪前，自大肠气分来；由内伤致病者，称之为脏毒，病邪积久，所以色黯，多在粪后，自小肠血分来。

肠风便血的主要病因是久居风湿之地或嗜食肥甘厚味导致中焦气血不调，冷热相交，毒气传于下部，导致便血，血色鲜红，且血在大便之前轻者为肠风；病邪日久积滞体内损伤肠道，自小肠血分而来，故大便带血，血色较暗，且在便后重者为脏毒。简而言之，外感，轻症清者为肠风，内伤，重症浊者为脏毒。

何为便血？便血与溃疡性结肠炎有何关联？

便血首见于《黄帝内经》，《三因极一病症方论·卷之九·便血派治》指出便血血色鲜红与否，血在便前或便后，都是由内外之邪混合致病，停留在胃肠，随糟粕排出体外或不循肠道而下之。《素问·通评虚实论》中指出，"肠澼"便血的患者，身体发热则预后较差，身体怕冷则预后较好。由此可见便血是溃疡性结肠炎的主要症状之一。

何为腹痛，腹痛与溃疡性结肠炎又有何联系？

腹痛首见于《黄帝内经》，腹痛是作为"肠澼"的症状出现的。《素问·至真要大论》中指出，少阳、厥阴经经气过于旺盛，则会出现小腹疼痛、腹泻带血等症状。后世医家也多把腹痛作为溃疡性结肠炎的症状描述。

泄泻与痢疾的区别何在？何时分称？

两者均以大便次数增多，粪质稀薄为临床表现。区别在于泄泻以大便次数增多，粪质稀薄，如水样或完谷不化为主症，没有脓血，无里急后重，无腹痛。痢疾以腹痛，里急后重，利下赤白脓血便为主症。东晋葛洪提出以"痢"称之，以区别泄泻的观点

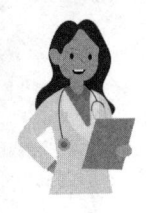

广为后世医家接受。

有关溃疡性结肠炎的最早记载距今有多长时间？

《黄帝内经》里的记载可谓是类似本病的最早记载，提出了"肠澼"和"赤沃"。《黄帝内经》是中国最早的医学典籍，奠定了人体生理、病理、诊断以及治疗的认识基础，被称为医之始祖，此书成书于西汉，距今已有2000多年的历史。

溃疡性结肠炎中医病名的历史沿革是什么？

一是采用《黄帝内经》的病名"肠澼"，由于"肠澼"的病名未被后世医家延续下来使用，故研究不多。

二是采用《难经》的病名"大瘕泄"。

三是采用《诸病源候论》的病名"休息痢"，时发时止的休息痢与溃疡性结肠炎中最常见的慢性复发型的发病特点相似。

四是采用《严氏济生方》的病名"痢疾"。溃疡性结肠炎虽似"痢疾"，但无传染性，故"休息痢""痢疾"亦不符合溃疡性结肠炎的特点。

因此，1997年10月国家中医药管理局医政司提出把溃疡性结肠炎归结为"大瘕泄"范畴。

2008年最新出版的《中医内科疾病名称规范研究》亦明确溃疡性结肠炎的中医病名为"大腹泄"。

因溃疡性结肠炎病程较长、缠绵难愈，2010年国家中医药管理局"十一五"重点专科溃疡性结肠炎协作组把溃疡性结肠炎的中医病名命名为"久痢"。

东汉"医圣"张仲景是如何看待溃疡性结肠炎的？

东汉张机将"痢疾""泄泻"统称为"下利",提出了"下利"的病名。

《金匮要略·下利病脉证治》云:"热利下重者,白头翁汤主之。"

《伤寒论·阴病脉证并治》指出,乌梅丸可用于寒热错杂、正气虚弱之久利,"蛔厥者,乌梅丸主之,又主久利"。

张仲景创立的清热解毒、凉血止痢的白头翁汤和乌梅丸现仍为治疗溃疡性结肠炎的代表方剂,并指出"圊脓血"是因为热邪为患。

隋代医家对溃疡性结肠炎有哪些认识？

隋代巢元方在其著作《诸病源候论》中首次提出关于"痢"的病名,指出"痢疾"形成的原因是肠胃虚弱,寒热之邪乘虚而入肠间,肠虚则会腹泻,并详细描述了"水谷痢""赤白痢""赤痢""血痢""久痢"等十三种表现,并提出了"休息痢"的病名,同时也明确了久痢的含义,即痢疾病证久延、脾胃亏损、中气下陷,缠绵日久则会发展成久痢。休息痢和久痢的论述与该病病程长、易反复发作的发病特点类似。

"药王"孙思邈是如何看待溃疡性结肠炎的？

唐代孙思邈《备急千金要方》称本病为"滞下",指排便有脓血黏液、涩滞难下之意,亦与本病类似。孙思邈强调饮食起居的外因作用,指出多食肥腻和取冷眠睡是诱发本病的重要原因,

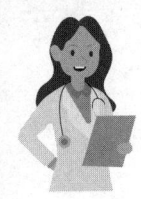

正如《千金要方·热冷痄蚀诸痢论》指出，"痄湿病的由来皆是因为盛夏季节多食肥甘厚味，或生冷，或睡觉受凉而来"。

《太平惠民和剂局方》是如何记载溃疡性结肠炎的？

宋代陈师文主持编撰、校正的《太平惠民和剂局方》中首次提到了"痢疾"的病因，认为饮食失调，伤及脾胃，进而运化水谷功能异常，饮食水谷不能被完全消化吸收，导致下注腹泻，日久遂成痢疾。

严用和在《济生方·痢论治》中如何记载该病？

严用和《济生方·痢论治》中指出，痢疾也，称作泄下，推敲其病的原因为胃为脾之府，为水谷之海，有营卫填充。假若饮食起居失常，运动劳逸过度，则脾胃不能被水谷之气充养，大肠虚弱，则风冷暑湿之邪就会乘虚而入，故而发为痢疾。该书主要探讨了痢疾的由来，由于饮食起居失宜或劳役过度等损伤脾胃正气，导致大肠虚，再受风冷暑湿等外邪诱发，致使内外合邪，积滞于肠腑，而发为本病。

"滋阴派"创始人朱丹溪对溃疡性结肠炎有何看法？

金元时期则多称该病为"泄泻"或"痢疾"。朱丹溪（朱震亨）从病因病机、症状、治疗多方面解析了泄泻与痢疾的区别在于病因病机上，遵循《黄帝内经》中运气之说，提出了"秋气始收，火气下降"的观点，其实也是从另一角度说明自然气候在发病中的作用。朱丹溪还提出了"阳气下陷"的因素，体现了他对李东垣补中升阳理论的发挥和运用，如"痢有气虚兼寒热，有食积，有风邪，有热有湿，有阳气下陷，而感受不一，当分治泄轻痢重"，并提出了阴虚之说，主张凉血和血，以及寒热升散并用。

刘完素对溃疡性结肠炎的治疗有何贡献？

刘完素是河北的一位中医大家，因其善用寒凉，后世称其为寒凉派，为金元四大家代表人物之一，其在《素问·病机气宜保命集·泻痢论》所创的芍药汤是治痢的经典名方，方后所注"行血则便脓自愈，调气则后重自除"更被奉为治痢的圭臬。其书中所云泄痢"后重则宜下，腹痛则宜和，身重则除湿，脉弦则去风，血脓稠黏，以重药竭之"可作为临床遣方用药的参考。

罗天益如何看待溃疡性结肠炎？

罗天益一方面同意刘完素脓血皆归于火的说法，另一方面也未放弃巢元方"白为寒、赤为热"的观点，这一相互矛盾的观点表明了新说旧论均符合临床实际，不便于在词句上断然取舍而归于统一。

明朝医家如何看待溃疡性结肠炎？

明朝医家大多承袭前人对痢疾病因病机的认识，如：

1. 张昶《百病问对辨疑·卷三·痢疾问对辨疑》更言：纳食少者，专调其脾胃，饮食能进而气血自和，所以痢疾以胃气为本。

2. 汪机、孙一奎、龚延贤、王肯堂都承袭前人之说，指出了痢疾多方面的病因病机，如风寒暑湿、脾胃虚弱、积滞等。汪机概括了痢症治则：治法应当以苦寒之剂，燥湿胜热为主，如黄连之类；辅佐辛温之剂，升发郁热，理气行滞，如木香、槟榔之类；

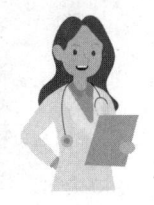

再当分其新久施治。

3.刘宗厚将痢疾的病因分为三种情况：一是从外感而得；二是脏气发动，干犯肠胃而得；三是饮食失节而得。

4.赵献可也指出久痢当温补脾胃。

5.秦景明在《症因脉治·卷四·痢疾论》中指出：治疗痢疾不可过度使用寒凉药物，温补脾肾也当为后期调理之法，这提示在临证中驱邪与扶正存在缓急之分。

喻昌对溃疡性结肠炎有哪些看法？

清初的喻昌认为外感热、暑、湿三气，三气交蒸，互结之热而下。发为此病首次提出了"三气交蒸"的说法，仍未超出湿热外邪致病的范围，但其倡导的逆流挽舟法治疗痢疾初起兼表证为后世医家所认可。

程钟龄对溃疡性结肠炎提出了什么观点？

程钟龄在《医学心悟·第三卷·痢疾》中提出"寒遏积热"的病机，认为火性炎上者，是如何降下于肠间而形成痢的呢？是因为积热在腹中，或因为外感风寒所壅闭，或因为饮食生冷所遏制，以致火气不得舒伸，逼迫于下出现里急后重的症状。如果医生没能详查病机，而用槟榔等药下坠，致火气越降而痢疾就越严重。

何梦瑶对溃疡性结肠炎的用药有哪些主张？

何梦瑶在《医碥·卷三·杂症·痢》中指出了用药禁忌：初起忌温补，即胃气虚弱者，不宜用温补之药，用之则会腹胀，尤其禁止使用黄芪；忌升补，如升麻，非元气下陷而不用，升散毒气上扰会加速疾病的发展；忌利小便，非湿盛小便不通而不利小便，用之则会导致津液干涸，热邪就会更胜；忌发汗，非表证而不妄用发汗，导致津液干涸，热更盛；禁酒，下痢者喝酒会导致疾病难以治愈，反复发作。

溃疡性结肠炎何时被称为久痢？久痢和痢疾的区别何在？

久痢之名首见于《诸病源候论》，久痢就是反复的大便稀溏，大便次数多，伴或不伴血便，还有腹痛等这些症状，如果病情持续时间很长的话，还会有形体消瘦、营养不良这些情况。虽然症状与痢疾相似，但久痢没有传染性。

什么原因可以引起久痢？

本病之发生常与先天禀赋不足，或素体脾胃虚弱，或饮食不节、情志失调、感受外邪导致脏腑功能失常，气机紊乱，湿热内蕴，肠络受损有关，久而由脾及肾，气滞血瘀，寒热错杂。

溃疡性结肠炎与哪些脏腑有关？

病初与脾、胃、肠有关，后期涉及肾。脾为后天之本，是水谷之海，气血生化之源，某些患者脾胃虚弱或饮食不节导致脾胃受损，不能正常发挥其功能，气机紊乱，湿热内蕴，进而伤及肠络。肾为先天之本，久病及肾，某些患者先天禀赋不足，或者某些中年患者脾胃受损多年累积肾脏，气滞血瘀，寒热错杂进一步影响肾脏功能的发挥。

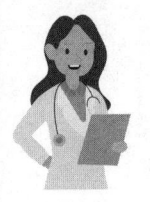

溃疡性结肠炎有哪些主要症状？

对溃疡性结肠炎的最早描述见于《黄帝内经》，该书指出其主要症状有"便血""下白沫""下脓血""腹痛"等。

每位患者的症状都一样吗？

每位患者的症状不完全一样。从中医角度讲，久痢可以分为湿热内蕴证、脾胃虚弱证、脾肾阳虚证、肝郁脾虚证和阴血亏虚证五个证候，根据每位患者的体质、生活环境、饮食习惯的不同，每位患者可以辨为不同的证，其临床表现也不尽相同。

除典型的症状外，久痢患者还有哪些表现？

急重症患者可出现鼓胀、发热、心悸。久痢患者多有脾胃损伤，脾胃为后天之本，此病又多为慢性病，病程较长，故某些患者会有消瘦、贫血、衰弱、水及电解质平衡失调及营养不良等表现。

久痢患者的舌苔是否一样？

不一样，湿热内蕴证患者呈红舌黄腻苔；脾胃虚弱证患者呈淡胖舌或边有齿痕，薄白苔；脾肾阳虚证患者呈淡舌，或有齿痕，苔白润；肝郁脾虚证患者呈淡舌，苔白；阴血亏虚证患者呈红舌少苔。

红舌黄腻苔辨为何证？

红舌黄腻苔辨证为湿热内蕴证，血得热则行，热使血管扩张、血行加速，气血沸涌，致使舌体脉络充盈而舌色鲜红。舌面上覆盖着一层浊而滑腻的苔垢，颗粒细腻而致密，刮之难去，称之为腻苔，主要反应阳气与湿浊的消长。久痢湿热内阻证患者多由湿浊内蕴，阳气被遏制，湿浊上泛于舌面所致，舌苔腻而滑者，为痰浊、寒湿内蕴，阳气被遏制；舌苔稠厚而黏腻，是脾胃湿浊内蕴，邪气上泛所致。综合其苔质和苔色辨证为湿热内蕴证。

淡胖舌有齿痕、薄白苔辨为何证？

淡胖舌有齿痕、薄白苔辨证为脾胃虚弱证。舌色比正常浅淡，白色偏多红色偏少，称为淡白舌，淡白舌主气血两虚、阳虚。脾主运化，久痢脾胃气虚证患者脾胃运化功能低下，气血生化不足则舌色淡白，或者阳气虚衰，运行无力，无力推动血液上充于舌，致舌色浅淡。脾胃气虚，日久累积阳虚，阳气虚衰，水液无以运化，上呈舌面，舌体胖大，边有齿痕，故纵观舌苔，辨证为脾胃虚弱证。

舌质淡、苔白润辨为何证？

舌质淡，苔白润辨证为脾肾阳虚证。久痢阳虚证患者，阳气虚弱，运行无力，无力推动血液上充于舌，故舌色浅淡；阳气虚衰则内寒，经脉收引，故舌的血行减少，也可见舌淡。润、燥苔主要反映体内津液盈亏和输布情况。阳气虚衰，无力推动运化水湿，故舌淡白湿润，舌体胖嫩。脾主运化，阳气虚弱，温煦推动功能减弱，水湿不化，久病及肾，肾主一身之阴阳，肾阳虚弱，水液内停，舌面滑润，综合舌质舌苔，舌质淡、苔白润辨证为脾肾阳虚证。

淡舌白苔辨为何证？

淡舌白苔辨证为肝郁脾虚证，肝主疏泄，肝气不舒畅，气的

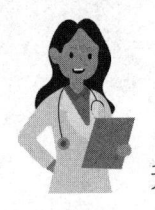

升降功能失调，横逆犯胃，影响胃的运化功能，则气血虚弱，血不能充养舌体，故见舌色浅淡。体内津液盈亏及输布情况未受明显影响，因此，舌苔无润燥之别，肝气郁结，体内无明显寒热之分，故见白苔。

久痢何证患者会有舌红少苔？

舌红少苔辩证为阴血亏虚证，舌色较正常舌色红，呈鲜红者，称之为红舌。久痢阴虚则火旺，煎熬津液至干涸，虚火上炎于舌络，血得热则行，热使血管扩张、血行加速，气血沸涌，致使舌体脉络充盈而舌色鲜红。舌苔是指舌面上的一层苔状物，舌苔是脾胃之气上蒸胃阴而成，胃阴亏虚者，脾胃之气无以上蒸，故见少苔，因此，舌红少苔辨证为阴血亏虚证。

久痢患者脉象是否一致？

久痢患者脉象不完全一致。脉象是脉动应指的形象。脉象的形成与心脏的搏动、脉道的通利和气血的盈亏直接相关。人体血脉贯通全身，内连脏腑，外达肌表，运行气血，周流不休，故脉象能反应全身脏腑和精气神的整体状况。湿热内蕴证患者脉滑数或濡数；脾胃虚弱证患者脉细弱或濡缓；脾肾阳虚证患者脉沉细或沉弱；肝郁脾虚证患者脉弦或弦细；阴血亏虚证患者脉细数。

滑数脉或濡数脉辨为何证？

脉来急促，一呼一吸的时间脉跳五六下为数脉，数脉主热证，有力为实热证，无力为虚热证，邪热亢盛，气血运行加速，故见数脉。往来流利，如珠走盘，应指圆滑为滑脉，湿热内蕴为实邪，实邪壅盛于内，正气不衰，气实则血涌，故见脉往来滑利，应指圆滑。浮而细软，搏动力弱，不任重按，按之则无为濡脉，濡脉主湿，湿气阻遏脉道，可见濡脉。综上，滑数脉或濡数脉主湿热内蕴证。

脉濡缓辨为何证？

浮而细软，搏动力弱，不任重按，按之则无为濡脉，濡脉主湿，湿气阻遏脉道，可见濡脉。一次呼吸的时间脉跳四下，而且脉跳缓慢无力为缓脉，其脉率稍慢于正常脉而快于迟脉，久痢脾胃虚弱患者，脾胃虚弱，气血不足则不能充盈脉道鼓动，故见脉缓无力。综上所述，脉濡缓主虚证，结合临床症状可归于脾胃虚弱证。

脉沉细或脉沉弱辨为何证？

按脉的指力轻则脉跳应指不明显，重按则应指明显的为沉脉，沉脉主里证，有力为里实证，无力为里虚证，久痢脾肾阳虚患者病邪在里，正气相搏于内，气血内困，则脉沉而有力。若脏腑虚弱，正气不足，阳虚气陷，不能升举，脉气鼓动无力，故脉沉而无力。根据脉象可辨为里虚证，结合临床其他症状表现可归于脾肾阳虚证。

脉弦或脉弦细辨为何证？

端直而长，如按琴弦为弦脉，久痢肝气犯脾患者，肝主疏泄，调畅气机，以柔为贵，邪气滞肝，则肝疏泄功能失调，气的升降出入异常，脉气因而紧张，则出现弦脉。虚劳内伤，中气不足，肝气乘脾，亦常见弦脉。所以，弦脉或者弦细脉辨证为肝气乘脾证。

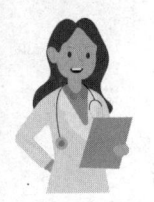

🌱 脉细弱辨为何证？

脉细如线，但应指明显为细脉，细脉主气血两虚，诸虚劳损，又主湿病。久痢营血亏虚者，不能充盈脉道，气虚则无力鼓动血液运行，故见脉体细小而软弱无力。极软而沉细为弱脉，弱脉主气血俱虚，血虚脉道不充，则脉细。根据脉象可辨证为虚证，结合临床症状可归属于阴血亏虚证。

🌱 久病患者如何知道自己是什么证？

除了典型的腹痛腹泻的部位性质、大便的颜色、形状、质地、次数的改变以及舌苔脉象，我们还可以通过伴随症状去判断自己属于什么证型。

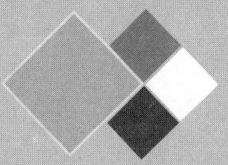

溃疡性结肠炎的病因病机

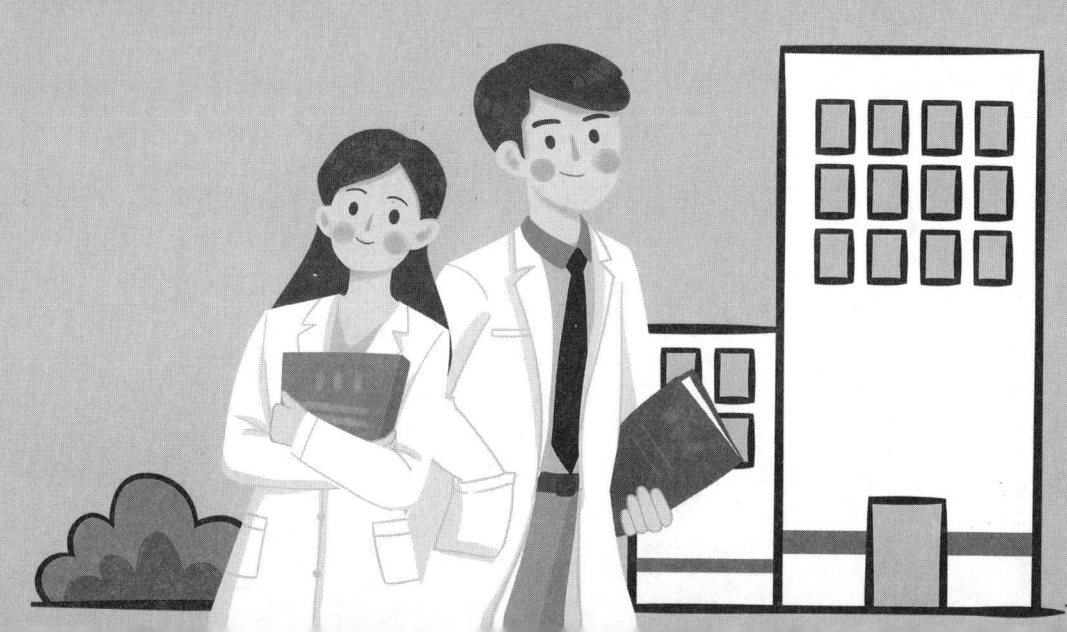

当代中医学理论体系中，对溃疡性结肠炎的病因病机有怎样的认识？

中医学理论发展至今，中医学者们通过对历代医家的论述进行归纳总结，配合现代医学方法加以佐证，对溃疡性结肠炎的认识达到了新高度。现代中医学理论认为，溃疡性结肠炎发生的病因多是由于感受湿热外邪、饮食所伤、情志不畅、劳倦过度等，是以脾胃虚弱为本，以湿热蕴结、气血瘀滞、痰湿停滞为标的本虚标实之证。国医大师李佃贵教授根据多年的理论积累和行医实践，独创"浊毒理论"，在前人的基础之上，更加充分且完善地阐释了溃疡性结肠炎的病因病机。

什么是导致溃疡性结肠炎的"外邪"？

所谓"外邪"就是来自人体以外，存在于天地之间的邪气，也泛指存在于大自然的空气、土地、水源以及所有物体中的各类病原微生物，是一种眼所难见、体所难察的气体，可分为风邪、寒邪、暑邪、湿邪、燥邪、火邪。人体的防御系统以及调节系统，会因为遭受这些外邪的侵袭而出现结构和功能紊乱，从而表现出相应的症状。溃疡性结肠炎的发生主要以其中的湿邪和热邪为主。

感受"外邪"为什么会引起溃疡性结肠炎？

"外邪"侵袭人体，通过各种途径进入体内，影响人体脾胃和大肠的功能。同样，当人体处于脾胃虚弱、中气不足的状态时，防卫功能低下，也容易招致外邪入侵。外邪就犹如趁虚而入的敌人，在机体处于虚弱状态时，就容易受到外邪的侵袭。

▲ 溃疡性结肠炎的病因病机

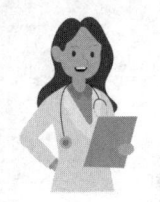

何为风邪？

风邪为病，其病证范围较广，变化较快，具体特点为：一是风邪能致人毛孔张开，此为风性疏泄。二是风能兼杂其他病邪，因此寒、湿、暑、燥、热等病邪，常常依附于风而侵犯人体，从而形成外感风寒、风湿、风热、风燥等证，用术语来说就是风为百病之长。三是风邪为阳邪，容易消耗人体津液，使人感到口渴。致病的特殊性，即风邪致病来去急速，病程不长，其特殊症状也易于认识，如汗出恶风、全身瘙痒、游走不定、麻木以及动摇不宁等症状。

感受"风邪"有什么具体表现？

风邪上扰头面，就会出现头晕头痛、头项强痛、面肌麻痹、口眼歪斜等表现。风邪客于肌表，可见恶风、发热等表证。风邪致病具有动摇不定的特征，表现为眩晕、震颤、四肢抽搐、角弓反张、直视上吊。风邪致病具有变化无常和发病急骤的特性，常表现为风疹、荨麻疹之时隐时现，癫痫、中风之猝然昏倒，不省人事等。

何为寒邪？

寒邪致病有内寒和外寒之分。外寒本指自然界寒冷的气候和环境状态，为冬季的主气，属六气之一。这种气候和环境状态可使正气虚弱或体质虚寒的人发病，对这些人来说，外寒便成为致病的因素，属六淫之一。内寒则指因多种原因引起的脏腑阳气亏虚、机体失于温煦所形成的病理状态。外寒与内寒虽有不同，但两者在病证表现上有共同特点，且在发病过程中常相互影响。阳虚内寒的人易招致外寒侵袭，而外寒侵袭人体积久不散，损伤阳气，也会导致内寒。

感受"寒邪"有什么具体表现？

寒邪犯及肌肤，毛窍收缩，则出现恶寒、无汗、头痛、身痛、发热等症状。寒邪直中，侵袭脾胃，则中阳受损，或伤及肾阳，会出现畏寒、肢冷、腹痛、下利清谷、小便清长等症状。寒邪侵犯经络关节，则经脉收引，出现筋肉拘急痉挛、关节屈伸不利等症状。

何为暑邪？

暑本指夏季炎热的气候或环境状态，为夏季的主气，属六气之一。这种气候或环境状态能使正气虚弱的人发病，对这些人来说，暑便成为致病因素，属六淫之一。有时，持续高温的工作环境也能导致类似中暑的病证。暑性炎热升散，易耗气伤津。

感受"暑湿之邪"有什么具体表现？

暑邪致病，具有高热多汗、神疲乏力和挟湿的特点。因暑性炎热升散，故伤人后可出现高热烦躁、汗出口渴、小便短赤、脉洪等症状。在大量出汗而伤津的同时，往往气亦随汗出而外泄，导致气虚，出现头晕气短、神疲乏力，甚至突然昏倒、不省人事、四肢厥冷、大汗淋漓等症状。夏季往往多雨，环境潮湿闷热，所以暑湿常相兼致病。湿易伤脾，在出现暑病病证的同时，也多见因脾受湿困而引起的肢体困倦沉重、食欲不佳、胸脘痞闷、恶心

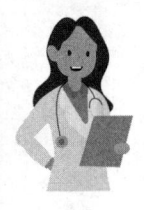

呕吐、大便溏泻等症状。

溃疡性结肠炎的致病因素"湿邪"是如何在人体内产生的？

正常情况下，人体水液代谢主要依赖肺、脾、肾三个脏腑的正常活动和相互作用来协调。食物进入胃中，通过脾脏的运化转输，向上传输于肺，肺通过其"宣发肃降"的功能，将津液输布全身。"肾者主水"使清者升腾回流，浊者下输膀胱，化为尿液，排出体外。如果这个过程遭到破坏，就会导致水液或停或聚，为痰为饮，为水为湿。一般来说，津停则为水，弥漫则为湿，寒凝则为饮，热煎则为痰。这就是体内"湿邪"的来源。

湿邪的致病特点有哪些？

湿为阴邪，容易损伤阳气，导致气机阻滞。同时，湿性重浊黏滞，具有向下的趋势，更容易对位于人体下部的消化系统造成影响。

湿邪侵袭人体的临床表现有哪些？

患者自觉发热，抚其肌肤却体温不高，头痛昏沉，身体沉重，自觉疼痛，口苦，胸中堵闷感，腹胀，消化不良，常有饱滞之感，关节红肿热痛，屈伸不利，尿黄而短，舌质红，舌苔黄腻，脉濡数。湿阻上焦则会出现头沉闷、胸闷等。湿阻中焦则会出现脘痞腹胀、大便不爽等症状。湿停下焦则会出现小腹胀满、小便淋涩不畅等症状。湿邪为阴邪，易伤阳气，常出现排泄和分泌物秽浊不清的特点。湿病多表现为黏滞不爽，是病程缠绵的根源。湿邪致病多起病隐缓，病程较长，往往反复发作，缠绵难愈。

🌱 湿邪是如何化热的？

在人体内，如果湿邪偏重，阳气运行容易受到阻滞，进而产生郁积，正所谓"气有余便是火"，火与湿相结合，即化为湿热，有的甚至化为湿毒。因为湿性趋下，所以容易出现湿热下注，在人体的中下部分出现相关的疾病表现。

🌱 从舌苔方面是怎么知道体内有湿的？

如果发现自己舌苔厚腻，或者舌体胖大、舌头边缘有明显齿痕，那就基本上可以确定体内有湿，这就是中医说的舌诊。

🌱 面部有哪些表现说明有湿？

如果同时伴有面色晦暗、发黄，早上起床的时候眼皮浮肿或者眼袋明显，这些信号都说明了体内有湿。

🌱 大便是怎样反映体内有湿邪的？

正常的大便是软硬适中的条形，如果大便像过度成熟的香蕉一样，外形软烂又黏腻不成形，粘在马桶上不易被冲走，说明体内有湿气，消化吸收功能异常。

🌱 不想吃饭是不是体内有湿邪？

如果到该吃饭的时候，没有饥饿感吃一点东西就感觉到胃胀，在吃饭的过程中还有隐隐的恶心感，这些现象也都是脾胃功能较

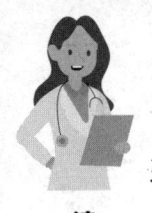

弱、体内湿气过重的表现,而且这种现象更容易表现在夏季。

🌱 四肢有哪些表现说明有湿邪?

湿气重的人起床以后,会感觉到小腿发酸、发沉、发胀,可能在短时间内体重明显增加,表现为虚胖的特征,更严重的人会出现下肢水肿。

🌱 湿气重的人为什么精神差?

湿气重的人常有胸闷的感觉,很想长出一口气才觉得舒服,身体特别疲乏,懒得活动,有头昏脑涨的感觉,容易困倦,记忆力减退,其实这些都不难解释。古人认为脾气一虚,肺气先绝,说明脾气虚到了一定程度肺金失养,就容易出现精神状态不佳的表现。

🌱 湿热之邪是如何导致溃疡性结肠炎的?

大多数学者认为,溃疡性结肠炎的核心病机乃是感受湿热,湿伤于下,则为下利,加之素体脾虚日久,气虚不摄,膏脂下流。湿热贯穿本病的始终,脾虚与湿热邪毒的交结是本病的特点。常见的伴随症状有体倦身重,身热口苦,渴不多饮,尿少而黄,舌苔黄腻,脉濡数等。

🌱 中医学脏腑理论中,脾胃有哪些生理功能?

中医学理论体系认为,脾位于中焦,人体生命活动的持续和气血津液的生化,都有赖于脾胃运化的水谷精微。故称脾胃为"气血生化之源""后天之本"。同样的,胃具有接受和容纳饮食水谷的机能，能够将食物初步消化，变成食糜，向下继续传导的功能。脾与胃一升一降，居于人体的中焦，是气机升降的枢纽。

脾胃虚弱的常见症状有哪些？

脾运化功能失常，会造成饮食消化的异常。水谷之中的精微物质是人体正常生理活动的重要来源，如果出现问题，就会导致气血化生的不足，生痰聚湿或是清阳不升，脾不统血等病理变化。脾胃虚弱主要的症状有腹胀腹痛、食少纳呆、便溏、浮肿、慢性出血、内脏下垂等。胃的受纳腐熟功能障碍则会导致胃失和降，胃气上逆的病理改变，常见症状有胃脘胀痛、恶心呕吐、嗳气、呃逆等。

脾胃虚弱是如何引起的？

多数是后天生活方式不当所致，吃饭不难，但长期坚持好好吃饭却很难。各种外界因素总是不让人安心吃饭，也有的是自己"作"出来的，大把空闲时间不吃饭。还有节食减肥，饿出胃病！暴饮暴食，特别是女性朋友，不开心、失恋时，唯有美食才能缓解心情，不光人胖了，结果脾胃之气也会受伤。

脾胃虚弱与溃疡性结肠炎久痢是否有关？

脾胃虚弱之人容易诱发久痢。饮食不节日久，或劳倦内伤，或久病缠绵不愈，均可导致脾胃虚弱。脾气不足，运化不健，乃致水反成湿，谷反成滞，湿滞不去，清浊不分，混杂而下，遂成久痢。

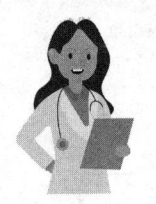

久痢脾胃虚弱证患者有何伴随症状？

久痢脾胃虚弱证患者运化功能减退故见食少；气血生成不足，机体滋养下降故见肢体倦怠，神疲懒言；脾胃为气机升降之枢纽，脾胃虚弱则清气不升，浊气不降故见腹胀。

口唇是如何反应脾胃情况的？

一般来说，脾胃好的人嘴唇红润，干湿适度，润滑有光。而脾胃不好的嘴唇发白，非常干燥，容易爆皮、皲裂。

口臭与脾胃功能有什么关系吗？

脾开窍于口，脾虚的人口味淡、无胃口。口臭、牙龈肿痛等症状大多和脾胃消化能力不足、胃中积热有关。

口水多也是脾虚吗？

口水多也是脾虚的征象，脾主运化水湿，脾虚水湿不化，人的口水就多，经常吐涎，睡觉时会流口水。

鼻翼发红是怎么回事？

脾胃的经脉和人的鼻子相连，鼻腔干燥、嗅觉失灵、流清鼻涕、鼻子出血，大多是脾胃虚弱所致。鼻翼发红的人多有胃热；鼻头发青伴有腹痛，也说明脾胃功能不好。

眼睛红肿、脸肿跟脾胃有关系吗？

脾胃不好容易气血不足，进而影响到肝，肝开窍于目，所以眼睛容易疲劳，视物不清。另外，脾和人体水液的吸收关系很大，如果常出现眼睛红肿、脸肿等现象，也可能是脾的问题。

🌱 脾胃不好也会影响肾？

脾胃虚弱导致人的肾气不足，肾开窍于耳，常常表现为耳鸣甚至耳聋。

🌱 浑身无力是不是脾虚？

四肢乏力，经常疲倦，无精打采，往往也是脾气虚的表现。

🌱 睡眠也能反应脾胃功能？

古语有云："胃不和，卧不安"。脾胃不好的人，会出现入睡困难、惊醒、多梦等问题。

🌱 大便也能反应脾虚？

无论是便秘或是大便溏稀，都说明脾胃运化有问题。

🌱 脾胃虚弱要大补吗？

脾胃虚弱的情况，不建议吃补品滋补身体。比如阿胶之类，运化不了生痰成湿，虚不受补，反而加重脾胃虚弱。

🌱 如何维护脾胃功能？

要想脾胃好，三分靠治，七分靠养。维护脾胃功能并非一日之功，需要我们在生活方式、饮食习惯、作息规律上做适当的

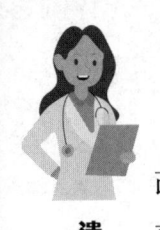

改变。同时,做些简单的运动加以调理。首先,在日常生活中,要规律饮食,这是保养脾胃的第一步。此外,在炎热的夏天,要想养好脾胃,要改掉不恰当的消暑方式,比如饭前喝冷饮。冷饮有收缩胃内血管、减少消化液分泌的作用,对消化极为不利。同时,保持乐观稳定的情绪,也是维护脾胃功能的重要方法。不良的情绪会影响到肝的调节功能,而"肝气犯胃""肝气乘脾"就是指肝气会影响到脾胃。因此,平时保持良好的情绪,是调节和维护脾胃功能的良好方式。

饮食习惯会对溃疡性结肠炎产生哪些影响?

脾胃被誉为"后天之本",对人体的健康长寿具有极其重要的作用。所以要通过定时定量进食来保护,适可而止,不应勉强进食。常处不饥不饱状态的节食理论对维持胃肠正常功能,保持工作的规律性是十分重要的。饮食不节,会损伤脾胃,导致脾胃虚弱,水谷不能正常运化而化为湿、滞;过食生冷肥甘,损伤脾土,难以运化水湿,湿热壅滞,脾气不通,故而肠胃反窒,里急后重,小便赤涩;另外,温补太过,服暖药过多,也可能郁而成痢。

什么是"情志致病"?

所谓情志,即指喜、怒、忧、思、悲、惊、恐七种情绪。人在认识周围事物或与他人接触的过程中,对任何人、事、物,都不是无动于衷、冷酷无情的,而总是表现出某种相应的情感,如高兴或悲伤、喜爱或厌恶、愉快或忧愁、振奋或恐惧等。这七种情感或心情,在正常范围内,对健康影响不大,也不会引起什么病变。《黄帝内经》里说:"有喜有怒,有忧有丧,有泽有燥,此象之常也。"意思是说，一个人有时高兴、喜笑，有时发怒，有时忧愁，有时悲伤，就像自然界气候的变化有时下雨、有时干燥一样，是一种正常的现象。但是，内外刺激引起的七情太过，则能导致人发生多种疾病。任何事物的变化，都有两重性，既能有利于人，也能有害于人。同样，人情绪、情感的变化，亦有利有弊。

情志内伤的基本证候有哪些？

根据中医学理论原理，五志过极所损伤的脏腑不同，因此也表现为不同的症状。过于愤怒而致肝失疏泄者，会导致气血逆乱的怒伤证；思虑过度或过分忧愁者，会导致情绪抑郁、忧愁不乐的忧伤证；思虑过度者，会导致心脾功能紊乱，神思恍惚的思伤证；悲伤过度者，会导致神气涣散、意志消沉的悲伤证；恐惧过度者，会导致肾虚气陷、恐惧不安的恐伤证；惊骇过度者，会导致气机逆乱、惊悸胆怯的惊伤证。不同的情志因素，会导致不同的病理结果，这也印证了中医学"辨证论治"的必要性。

情志因素会导致溃疡性结肠炎吗？

中医辨证论治理论体系认为，情志因素导致的"肝郁气滞证"在发病中有着重要的地位。肝与脾在疏泄气机、运化水谷、血液生成运行方面相互协同、相互依赖。因此，恼怒、暴怒、郁怒，导致肝气郁结，肝气横逆犯脾，或肝气失于疏泄，均可影响脾胃，致脾失健运，胃失和降，谷反为滞，水反为湿，水湿不化，积滞内停，日久生热，湿热疫毒蕴结肠中，阻滞脉络，腑气壅塞，气机失调，血败肉腐而患腹痛、腹泻、黏液脓血便诸症。五志过极均可引起溃疡性结肠炎，其中因情志过激而导致的"肝郁气滞证"，

▲ 溃疡性结肠炎的病因病机

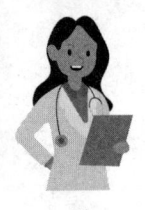

作为溃疡性结肠炎的发病诱因尤为常见。

肝郁气滞证的症状有哪些？

肝郁气滞证是指由于肝疏泄功能异常，致气机瘀滞所表现的情志抑郁，胸胁或少腹胀满窜痛，情志抑郁或易怒、善太息，或见咽部异物感，或颈部瘿瘤，或胁下肿块；妇女可见乳房胀痛，月经不调，痛经，舌苔薄白，脉弦的证候，又称肝气郁结症，简称肝郁症。本证多因情志不遂，或因病邪侵扰，阻遏肝脉，致使肝气失于疏泄、条达所致。

情志因素是如何导致溃疡性结肠炎的呢？

溃疡性结肠炎的病位在大肠，与脾关系密切。若长期精神过度紧张，恼怒抑郁，往往易导致肝气乘脾土，脾胃运化失司，大肠传导失节，水谷并下。日久则湿浊蕴于肠道，气血凝滞，肠道血肉腐败，形成肝郁脾虚型溃疡性结肠炎。肝主疏泄，调畅情志，形成此病后，肝气郁滞则气血不和，可加重情志失调。多数患者亦因病情反复、久治不愈导致精神方面压力，出现精神情志方面的表现，从而进一步加重病情。因此，抓住"情志致病"是中医治疗溃疡性结肠炎的重要理论基础和临床思路。

在溃疡性结肠炎的发病过程中，如何进行情志内伤辨证？

情志内伤辨证，是根据患者所表现的症状、体征等，对照情志致病的特点，通过分析辨别疾病当前病理本质中是否有情志内伤症候的存在。致病特点：先伤神、后伤脏，先伤气、后伤形。

不同的情志对某脏的影响不同,并产生不同形式的气机逆乱。病情变化与患者的情绪波动密切相关。

肝气不舒还会引起其他的脾胃疾病吗？

肝气不舒,横逆侵犯脾胃,会导致一系列的脾胃系疾病。如肝郁气滞型胃痛、痞满、呃逆、腹痛、便秘、胁痛等。

肝气不舒如何引起胃痛,有何症状表现？

肝气失于疏泄条达,横犯脾胃,而致气血阻滞胃痛。主要表现为胃脘疼痛,连及两胁,攻撑走窜,每因情志不遂而加重,善太息,不思饮食,寐差,舌苔薄白,脉弦。

肝气不舒如何引起呃逆,有何表现？

肝气郁结,失于调达,以致肝气乘逆于胃,胃气上冲动膈而成呃逆。主要表现为呃逆连声,胸胁胀满,或肠鸣矢气,或呼吸不利,或恶心嗳气,脘闷食少,舌苔薄腻,脉弦而滑。

肝气不舒如何引起便秘,有何症状表现？

情志失和,肝气郁结,失于调达,传导失司从而导致便秘。主要表现为大便干结,欲便不出,腹中胀满,伴胸胁满闷,嗳气呃逆,食欲不振,肠鸣矢气,便后不畅,舌苔薄白或薄黄,脉弦。

肝气不舒如何引起腹痛,有何症状表现？

抑郁恼怒,肝气失于疏泄条达,气机不畅,气滞而痛；或忧

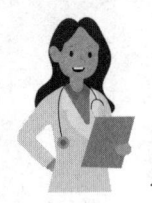

思伤脾，或肝郁克脾，肝胃不和，气机不利，腑气失于通降而发为腹痛；或气滞日久，血行不畅，气滞血瘀于腹中，脉络不通而致腹痛。主要表现为腹部疼痛，胀满不舒，痛无定处，攻撑走窜，常引发少腹不适，时聚时散，嗳气则舒，每因情志不遂而加重，舌苔薄白，脉弦。

肝气不舒如何引起痞满，有何症状表现？

情志失和，气机逆乱，忧思太过则伤脾，恼怒太过则伤肝。肝脾气机郁滞，影响胃脘和降，升降失常，引发痞满。主要表现脘腹痞塞，胀闷不舒，连及两胁，嗳气则舒，心烦易怒，时作太息，常因情志因素而加重，苔薄白，脉弦。

什么是"浊毒"？

中医学认为，清与浊是一组对应概念，先贤医家对于"浊"和"毒"均为单独记载，但从未将两字作为一个整体进行论述。中医大师李佃贵教授将"浊毒"合而称之，提出"浊毒理论"。所谓"浊"，即不清也。任何造成机体阴阳失调的外来或内在因素都可称为毒。浊毒互结，浊以毒为用，毒以浊为体，胶着难愈，邪壅经络，气机不畅，邪不得散，血不得行，津不得布，津血停留，化生痰浊、瘀血，日久耗伤脏腑气血津液，致浊毒内蕴，气滞阻络，脾不升清，胃失和降，阴血耗伤，气虚血郁。浊毒既是一种对人体脏腑、经络、气血、阴阳造成严重损害的致病因素，又是多种原因造成的不能排出体外的病理产物。

浊毒与湿热有什么关系？

湿热是浊毒形成的基础。人体感受湿热之邪，湿热停于人体日久则导致浊聚，浊郁而热化，热极则成毒。浊毒相互胶结，下结于肠腑，阻碍气血运行，血运停滞，脉络失运失养，血肉腐败，酿化为脓，导致本病发生。

脾为阴土，喜燥恶湿，易为湿邪所困；胃为阳土，喜湿恶燥，易为热邪所扰。浊为湿之渐，毒为火热之极，故浊毒邪气易犯中焦脾胃。脾运化失常，水谷精微不能上输于肺、下输膀胱，则水液停聚，日久化生浊邪。脾不运化，则清阳不升，元气不充，脏腑功能减弱。胃失和降，不能受纳和腐熟水谷。浊毒瘀滞体内，脾胃升降失常，气机无法升降浮沉，则邪不得散，津血停滞，日久浊毒加重。浊毒内生，易致胃黏膜受损，湿热熏蒸，使胃黏膜糜烂。

浊毒是如何产生的？

浊毒之邪，既可以从外邪入侵，由表及里。也可作为内生之邪，由内而生。浊毒病邪作用于人体，循人体络脉体系由表入里，由局部至全身。浊毒之邪猖獗，发病急重；浊毒之邪滞留不去，疾病迁延不愈；浊毒之邪被战胜克制，则疾病好转，机体得以康复。

浊毒具有怎样的致病特点呢？

浊毒黏滞，病程缠绵。所谓黏滞是指浊毒致病具有黏腻停滞的特性。这种特性主要表现在两方面：一是症状的黏滞性，即浊病症状多黏滞而不爽，如大便黏腻不爽，小便涩滞不畅，以及分

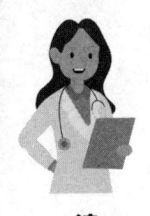

泌物黏浊和舌苔黏腻等。二是病程的缠绵性，因浊性黏滞，蕴蒸不化，胶着难解，故起病缓慢隐袭，病程较长，往往反复发作缠绵难愈。

浊毒与溃疡性结肠炎有什么联系呢？

溃疡性结肠炎由于饮食不节、情志失调，感染外邪，导致脾胃不和，运化失司，水湿停滞，阻碍气机，郁而化浊，久则成毒。浊毒内伏，蕴结肠腑，与气血相搏，损伤脂膜血络，化腐成脓而致。浊毒既是病理产物，也是致病因素。浊毒内蕴是其病机关键，贯穿疾病发展始终，因此，治则在于化浊解毒。

气滞血瘀在溃疡性结肠炎的发病中有何影响？

气滞血瘀在溃疡性结肠炎的发病中具有特别重要的意义，气滞血瘀是致病因素，同时也是病理产物，是其发生发展的重要环节。本病的长期病变过程即是瘀血的过程。首先，脾虚失运导致湿盛，壅滞肠中，传化失常，湿为阴邪，阻碍气机，久之成瘀；其次，脾虚及肾，肾虚失其温，寒凝气机瘀滞不行；另外，肝失疏泄，气滞久易致瘀。气滞血瘀是溃疡性结肠炎发作期的核心病机，瘀血内阻是溃疡性结肠炎缓解期的主要病理因素，复发的宿根。

中医上的"血瘀"指的是什么？

血瘀是指中医辨证中的一种证型。血瘀即血液运行不畅，有瘀血。血瘀证可见于很多种疾病。一般而论，凡离开经脉之血不能及时消散和瘀滞于某一处，或血流不畅，运行受阻，瘀积于经脉或器官之内呈凝滞状态，都叫血瘀。

🌱 血瘀证有什么样的临床表现？

血瘀证是指瘀血内阻，以疼痛、肿块、出血、舌紫、脉涩等为主要表现。临床表现为疼痛，如针刺刀割，痛有定处而拒按，常在夜间加剧。肿块在体表者，色呈青紫；在腹内者，坚硬按之不移，又称之为疤积。出血反复不止，色泽紫暗，或大便色黑如柏油。面色黧黑，肌肤甲错，口唇爪甲紫暗，或皮下紫斑，或肌肤微小血脉丝状如缕，或腹部青筋外露，或下肢青筋胀痛。妇女常见经闭。舌质紫暗，或见瘀斑瘀点，脉象细涩，总之以痛、紫、瘀、块、涩为特点。

🌱 瘀血是如何形成的？

瘀血是疾病过程中形成的病理产物，又是某些疾病的致病因素。其形成原因有气虚、气滞、血寒、血热。这些病理因素均可导致血行不畅，而形成瘀血。各种外伤损伤肌肤和内脏，使离经之血积存体内而形成瘀血。血液的正常运行，主要与心、肺、肝、脾等脏的功能、气的推动与固摄作用、脉道的通利以及寒热等内外环境因素密切相关。凡能影响血液正常运行，引起血液运行不畅，或致血离经脉而瘀积的内外因素，均可导致瘀血的形成。

🌱 瘀血的致病特点是什么？

瘀血的致病特点：一是易于阻滞气机，可致受伤部位气机郁滞，出现局部青紫、肿胀、疼痛等；二是影响血脉运行，瘀血阻滞体内，尤其是瘀血日久不散，就会严重影响气血的运行，脏腑

▲ 溃疡性结肠炎的病因病机

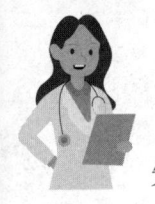

失于濡养，功能失常，势必影响新血的生成；三是病位固定，病证繁多。瘀血阻滞日久，也可化热，所以说瘀血致病，病证繁多。

什么是"气滞"？

气滞，是指气的流通不畅，郁滞不通的病理状态。主要由于情志抑郁，或痰、湿、食积、热郁、瘀血等阻滞，影响到气的流通；或因脏腑功能失调，如肝气失于疏泄、大肠失于传导等，皆可形成局部或全身的气机不畅或郁滞，从而导致某些脏腑、经络的功能障碍。气滞一般属于邪实为患，但亦有因气虚推动无力而滞者。气滞的病理表现有多个方面：气滞于某一经络或局部，可出现相应部位的胀满、疼痛；气滞则血行不利，津液输布不畅，故气滞甚者可引起血瘀、津停，形成瘀血、痰饮水湿等病理产物；由于肝升肺降、脾升胃降，在调整全身气机中起着极其重要的作用，故脏腑气滞以肺、肝、脾、胃为多见。肺气壅塞，见胸闷、咳喘；肝郁气滞，见情志不畅、胁肋或少腹胀痛；脾胃气滞，见脘腹胀痛，休作有时，大便秘结等。

气滞的临床表现有哪些？

气滞证的主要临床表现为头胀痛，眩晕，面部时时发热，眉棱骨痛，精神抑郁，脘腹胀痛，常连两胁，按之痛减，嗳气频繁，嘈杂吐酸，疝瘕，腹部胀满中空无物，大便不爽欲便不得，肠鸣腹泻，泄后痛缓，随后又作，恼怒加甚；胸中气滞，攻冲作痛，游走不定，呼吸牵掣作痛，俯仰转侧不利；心前区憋闷、绞痛，重则牵及肩臂内侧，气室呼吸不畅；腰痛胀满，连及腹胁，似有气走注，忽聚忽散，不能久立行远；遍身疼痛，游走不定；妇女经前或经行时腹部胀甚于痛，兼胸乳等处胀闷不舒，经行涩滞不畅，经行后期，经闭。舌色正常或稍暗，苔白或黄，脉沉弦、涩或结代。气滞的表现虽然各不一样，但共同的特点不外乎闷、胀、疼痛。

什么是痰湿？

痰湿是人体的病理产物，谈到痰湿，我们都知道脾胃是运化痰湿脏器。我们在进食后，水谷会变成营养物质，变成濡养人体，维持人体正常体温和生理功能的精微物质被人体所吸收。但当脾胃运化的功能减退或者感受外界的痰湿时，食物变成能量的途径出现了障碍，转化成了人体无法利用的产物。中医将这类物质分为两类，有形之物称为"痰"，把无形之物称为"湿"。痰和湿存在于机体内部，就会引发各类疾病。常见的如肥胖者，由于脾胃运化功能不良，饮食过度以后就容易出现咳嗽、咳痰，此是脾虚产生的痰。

痰湿与溃疡性结肠炎有何联系？

溃疡性结肠炎同样与痰湿有关，"久痢者，湿邪滞于肠道日久，或为寒凝生寒痰，或为热灼生热痰，或自聚凝成湿痰，中医谓之肠痰"。临床每可见便下黏冻如涕，或白或红。

痰湿体质应该如何改善？

首先，应改善饮食结构习惯，避免暴饮暴食，应细嚼慢咽，

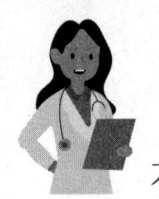

不宜进食过多，节制消夜。其次，要适度运动。通过适当的运动出汗来达到排出体内湿气的目的。运动后切忌贪凉饮冷、吹空调、洗冷水澡。同时，应避免熬夜，养成正确且规律的作息时间。最后，应避免忧思过重，伤及脾脏，导致痰湿内生。

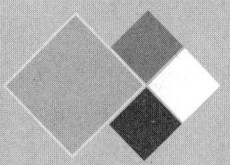

溃疡性结肠炎中医辨证论治

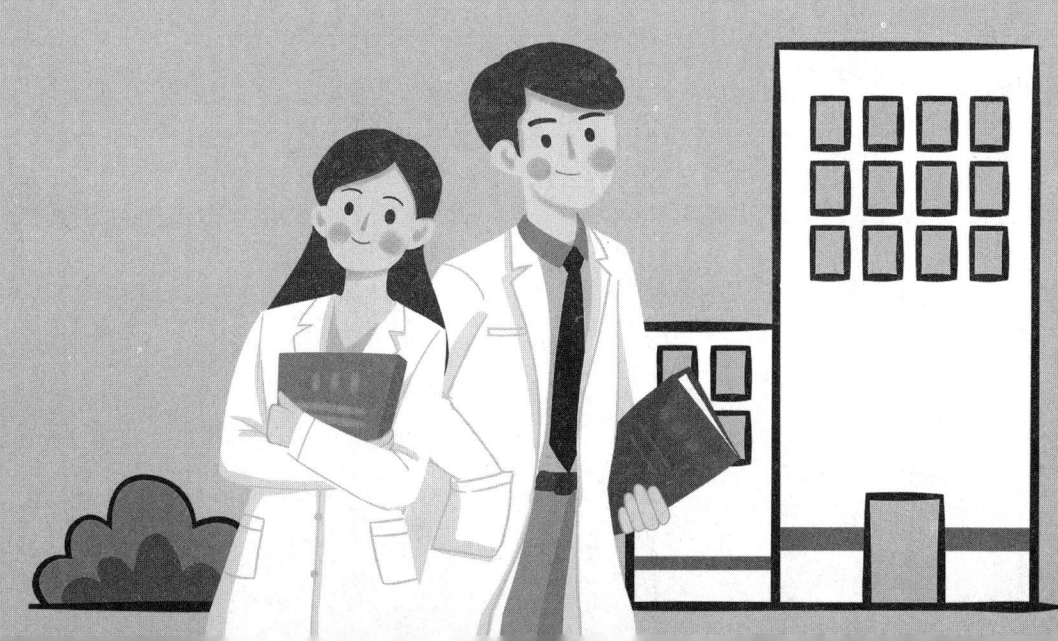

🌱 中医上痢疾都有哪些类型？分别有哪些表现？

中医上痢疾可有湿热痢、疫毒痢、寒湿痢、阴虚痢、虚寒痢、休息痢六种类型。湿热痢常常出现腹部疼痛，下腹部不适，很想解大便，然而又无法一泻为快，泻下为红白混合的脓血，黏稠如胶冻一样，腥臭味，肛门灼热，小便黄或者红，舌苔黄厚浊腻。疫毒痢常常出现起病急骤，壮热口渴，头痛烦躁，恶心呕吐，大便频频，泻下鲜紫脓血，腹痛十分显著，下坠感强，甚者出现神志昏迷，容易受到惊吓，舌质红绛，舌苔黄干燥。寒湿痢常常有腹部紧张感，泻下红白黏冻，白多赤少，或为纯白冻，口淡缺乏味道，脘腹胀满，头身困重，舌质淡，舌苔白腻。阴虚痢常常出现痢下红白，长时间不能痊愈，便下鲜血，脐下发热而灼痛，食少，心烦口干，到夜晚更加剧烈，舌红绛少津，舌苔少。虚寒痢常常出现腹部隐痛，长时间不能痊愈，喜按喜温，泻下红白较清稀的大便，无腥臭，严重的出现滑脱不禁，肛门坠胀，便后更加严重，身体冰凉害怕寒冷，四肢不温和，吃得少，没精神，腰膝酸软，舌淡，苔薄白。休息痢常常出现下痢时发时止，缠绵不愈，常因饮食不合理、受凉、劳累而发作，发作时大便次数增多，含有红白黏冻，腹胀，疲乏易困，舌淡白，苔厚。

🌱 哪些类型的人容易得湿热痢？

那些爱喝酒，喜欢吃肥肉，爱吃辛辣刺激食物的人常会脾胃受损。中医上脾有运化水湿的作用，脾胃受损就会生湿，湿在体内待久了容易化生热象出现湿热，患者表现为大便腥臭、肛门灼热、小便黄或红、舌苔黄厚浊腻。

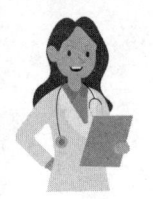

🌱 哪类人群容易出现寒湿痢？

阳虚的这类人群往往因为阳气不足，不能够温煦四肢肌肤出现手脚冰凉，怕冷。体内生寒，寒湿相交就能出现寒湿痢。

🌱 哪类人群容易出现阴虚痢？

易烦躁，手脚心爱出汗，面部发热的这类人属于阴虚体质，容易出现阴虚痢。

🌱 黏液脓血便是如何造成的？如何鉴别？

黏液脓血便是溃疡性结肠炎的典型症状，多因外感湿热、饮食不节、嗜食油腻、情志不畅导致脾胃损伤，湿热内蕴肠腑，壅阻气血，气血相搏，脂膜血络受损，血败肉腐为疡，腐败化为脓血黏液。鉴别的关键在于观察大便的颜色、质地。如果大便是鼻涕状的就是黏液便，如果大便带血或者出现黄白黏稠状物质则为脓血。

🌱 如何辨别寒热？

所谓寒热通俗来说就是凉热。寒即一系列冷、凉的表现，比如大便清稀，小便清长，手脚冰凉等。热即一系列温热的表现，如大便腥臭、肛门灼热、小便烧灼感、手足发热等表现。

🌱 如何根据黏液便的性质区分寒热？

就黏液便而言，一般认为，脓白如冻属寒、脓色黄稠属热；黏液清稀属虚、属寒，色黄黏稠属郁热。治疗时白多赤少，重在治湿、治气；赤多白少，重在治热、治血；对黏液便除治湿、治痰外，还应重视调肺运脾。

如何根据血便的性质区别寒热？

血色鲜红多属热，另外还可以见到肛门灼热，大便腥臭，小便烧灼，手足发热等表现。如果久病气亏、气不摄血，出现血色淡稀多属于寒，还可以见到大便清稀、小便清长、手脚冰凉等兼见症状。

什么性质的大便属于瘀？

血暗多属瘀，而血瘀的病机也可有虚实的不同。急性期湿热酿毒可入络成瘀，多血色紫暗凝块腥臭这是实的表现；久病脾肾阳虚，运血无力可气虚为瘀或寒凝为瘀，多血色淡暗，这是虚的表现。

如何根据腹痛辨别疾病的深浅？

便前腹痛、便后则缓，肠鸣腹胀，多属脾胃虚弱，肝气旺盛，病在气分；痛处固定，不易好，又易复发，多为瘀血入络，病在血分；病久而腹痛隐隐，多属气虚血瘀。

溃疡性结肠炎治疗时要注意什么？

溃疡性结肠炎治疗时要注意辨证论治，区别引起溃疡性结肠炎的原因，是属寒还是属热，属虚还是属实。根据疾病的病因病机分别选用温中、清热、补虚、祛邪的不同治法。

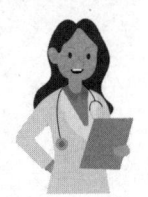

脾虚湿困证有哪些表现？

脾虚湿困证常常有大便稀，黏液白多红少，或为白冻，舌呈淡红色，边有齿痕，苔白腻。也可出现腹痛隐隐，脘腹胀满，食欲不振，肢体疲倦无力。没有精神不想说话，脉细弱或细滑。

寒热错杂证有哪些表现？

寒热错杂证可见下痢稀薄，夹有黏冻，反复发作，舌质红，或舌淡红，苔薄黄。也可见腹痛绵绵，四肢不温，腹部有灼热感，烦渴，脉弦等。

肝郁脾虚证有哪些表现？

肝郁脾虚证常常出现腹部疼就想去厕所，泻后疼痛缓解。常因情志或饮食因素诱发大便次数增多。也可出现大便稀或者黏液便，情绪不舒畅或者焦虑不安，打嗝，食少腹胀，舌质淡红，苔薄白，脉弦等。

脾肾阳虚证有哪些表现？

脾肾阳虚可出现久泻不止，夹有白冻，甚至出现大便含有不消化的食物，大便泻下不止，身体发冷。另外可能出现腹痛喜温喜按，腹胀，食少，腰酸膝软，舌质淡胖，或有齿痕，苔薄白湿润，脉沉细。

阴血亏虚证有哪些表现？

阴血亏虚可见排便困难，粪夹少量黏液脓血，舌红少津，少苔或无苔。也可出现腹中隐隐灼痛，午后低热，夜间盗汗，口燥咽干，头晕目眩，心烦不安，脉细跳动较快。

久痢湿热内蕴证患者有什么伴随症状？

除了久痢患者典型的症状外，湿热内蕴患者还可见腹痛，发热，肛门灼热等。湿热蕴结大肠，致大肠传导功能失常，故见典型大肠湿热症状。

久痢脾肾阳虚证患者有什么伴随症状？

脾肾阳虚证患者病程迁延已久，身体亏虚，故可见腰膝酸软、腹部喜温喜按；脾阳虚弱，运化腐熟水谷能力下降，故见食少，腹胀，气血生成不足，不能濡养形体官窍，故见精神差，不想说话，阳虚则出现寒冷的表现。

久痢肝郁脾虚证患者有何伴随症状？

肝郁患者一般有情绪紧张或抑郁恼怒等诱因。肝主疏泄，肝气郁结，气机不畅故可见患者胸胁胀痛，打嗝，腹痛和泄泻有规律，腹痛就泻，泻后痛减。肝气不舒，横逆犯胃，则脾胃之气机不调，可见食少，精神差不想说话。

久痢阴血亏虚证患者有何伴随症状？

阴血不足，对机体官窍的滋润濡养功能下降，故见头晕眼花，神疲乏力；阴虚则热，故可见午后发热，五心烦躁等典型阴虚症状。

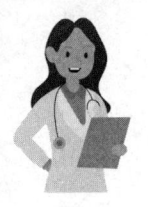

从大便可以反应哪些东西？

大便的形成与脾、胃、肠的功能状况密切相关，同时还受肝的疏泄、命门火温煦及肺气宣降的直接影响，故观察大便异常改变，主要可以诊察脾、胃、肠病变和肝、肾功能状况，对病性的寒热虚实判断也有重要的参考意义。大便清稀如水样，多属寒湿泄泻，为外感寒湿，或饮食生冷，以致脾失健运所致。大便黄褐如小米粥，多属湿热泄泻，为湿热或暑湿伤及胃肠，大肠传导失常所致。大便清稀，含有不消化的食物，多属脾虚泄泻或肾虚泄泻，常因脾胃虚弱，运化失职，或肾阳虚衰，火不暖土所致。

溃疡性结肠炎的大便是怎样的？

与正常黄褐色的大便不同，溃疡性结肠炎的大便多为脓血便，也就是大便里带血，含有黏液。

什么叫大便带血？

大便出血，也称"便血"，指大便带血，或便血相混，或排出全为血液者。

如何区分远、近血？

通常用距离肛门的远近来描述，如果血色鲜红，包裹在大便表面或在排便前后滴出鲜血者，为近血，可见风热伤肠络所致的肠风下血，或肛裂、痔疮出血等。出血部位距离肛门较远，先便后血，血色紫暗或色黑如柏油，与大便均混合者，为远血，大多位于升结肠及其以上部位。多因情志郁怒，饮食不节损伤胃肠脉络所引起，溃疡性结肠炎中可见到。

🌱 大便中带血，颜色的不同可以用来解释中医上的近血和远血吗？

远近主要可以用颜色区别，一般近血多为鲜红色，主要原因是距离肛门近，出血后马上排出体外，故呈现鲜红色；远血多为暗红色，这主要是因为远血出血部位靠上，距离肛门较远，血液经过肠道菌群分解变成褐色或者黑色。

🌱 溃疡性结肠炎的治疗总则是什么？

溃疡性结肠炎治疗以主、次一并顾及，以扶助正气祛邪气为基本原则，注意分清主次的缓急程度，寒热虚实，在气在血，权衡比较进行治疗。

🌱 溃疡性结肠炎活动期和缓解期病因是什么？如何治疗？

活动期多为湿热蕴结，气滞血瘀，肠络受损。以清热燥湿，调气和血为主；缓解期多为脾肾不足，肝脾不调，肺脾两虚，兼夹湿热，瘀血之邪，正虚邪恋。治疗上以补益肺脾，培补脾肾为主，兼消痰湿，瘀血，湿热积滞之邪，标本兼顾。同时还应结合中医对疮疡和肠痈的治疗方法，结合药物灌肠，直达病位，内外结合，才能收到理想的临床疗效。

🌱 何谓标本？溃疡性结肠炎中什么是标什么是本？

标和本是具有相对性的概念，常用来说明疾病的本质和现象，病变的先后、主次等。标本的具体所指当视不同情形而定。例如，

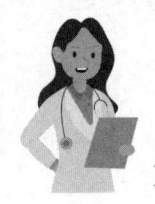

就病机和症状而言，病机为本，症状为标；就发病的先后而言，先病为本，后病为标；原发病为本，继发病为标；就邪正关系而言，正气为本，邪气为标。溃疡性结肠炎中脾胃虚弱、气血不足为本，感受湿热或寒湿为标。

什么叫标本兼顾？

标本兼治是指同时兼顾治标和治本。适用于标本俱急，或标本俱缓，但单纯治标或治本都不易收效的情况，例如，治疗热性病过程中，里热成实，耗伤阴液，症见腹满硬痛、大便燥结不通、口干渴、舌苔黄燥。里热成实属邪甚，此为标；阴液亏损属正虚，此为本。因标本俱急，故当标本兼顾，泻下与滋阴并用。在溃疡性结肠炎的寒热虚实错杂者的治疗中需要通涩兼施、温清并用，既补益脾肾，又去寒湿之邪，从而体现标本兼顾。

扶正祛邪的概念是什么？关系如何？

扶正，是通过补充人体精气、血、津液，振奋脏腑经络功能活动，以增强体质、提高机体抗病能力的一种治疗原则。扶正，根据正气不足类型之不同，可分为益气、养血、滋阴、补阳等方法，例如在溃疡性结肠炎的阴虚痢中，选择养阴和营的方法起到滋阴的效果，虚寒痢通过温补脾肾的方法以达到补阳的效果。祛邪，是通过祛除体内邪气，削弱或清除病邪对机体损害的一种治疗原则。祛邪根据病邪种类、特性及邪侵部位之不同，可分为发汗、涌吐、攻下、消食、祛瘀、利湿、逐水，溃疡性结肠炎中的湿热痢通过清利湿热的方法以驱邪。扶正与祛邪，一是针对正气不足而设；一是根据邪气亢盛而立。二者虽截然不同，但在治疗中又相互为用、相辅相成。扶正的目的在于增强正气，正气充盛则抗病能力提高，能抵御病邪、祛邪外出，做到"正盛邪自却""扶正以祛邪"；祛邪的目的在于清除体内病邪，中止病邪对机体的损害，以保护正气，促使正气恢复，做到"邪去正自安""祛邪以存正"。扶正和祛邪既可通过药物，也可通过针刺、艾灸、推拿、食疗和体育锻炼。

正盛邪自却、邪去正自安？

正气就如保护百姓的士兵，当敌人入侵时，士兵会本能地对抗敌人，当士兵比敌人强壮时，敌人就会被打败，百姓就可以健康幸福地生活。相反，如果敌人过于强壮，士兵就会被打败，处于危险境地。所以，提高人体正气是保障机体健康的必然保障。

溃疡性结肠炎的治疗方法有哪些？

清肠化湿法、调气和血法、健脾化湿法、调肝健脾法、温补脾肾法、凉血宁络法、调肺化痰法、敛疮生肌法等。

何谓清肠化湿法？

多取苦寒燥湿之品，方用白头翁汤、芍药汤等治疗，药如黄连、黄芩、黄柏、秦皮、苦参、白头翁、椿根皮、败酱草、地锦草、马齿苋等苦寒品以清肠化湿，此类药物多集清热燥湿于一体，祛黏滞之湿热。值得注意的是，过用苦寒不仅有碍脾胃健运，且有凉伏热毒及化燥伤阴之弊，因此，临证常与芳香化湿药（如藿香、苍术、砂仁等）、温运脾阳药（干姜、肉桂、炒白术等）配伍应用，不仅可加强祛湿效果，使湿热清除，还可避免损害人体正气。

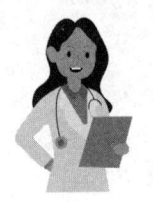

何谓调气和血法？

刘河间指出："调气则后重自除，行血则便脓自愈。"故本病初起，见脓血便兼有腹痛，里急后重，舌苔黄腻，脉弦滑者，治宜清热化湿，兼以调气行血导滞。临床上常用清热化湿与调气和血法合用治疗，如芍药汤，使湿热去、气血通、腑气畅、痛泻止。调气常选理气通降之品，如木香、槟榔、枳壳、大腹皮等。行血多取和血之品，如当归、白芍等。若里急后重、脘腹胀满等气滞症状明显者，可增加理气药药味或用量。

何谓健脾化湿法？

健脾化湿法是指运用补益脾气、化湿运脾药物治疗脾虚湿蕴证的大法。溃疡性结肠炎缓解期，往往脓血便、腹痛、里急后重症状消失，仅偶有腹胀、肠鸣、腹泻，或便秘，或偶有少量黏液便等症状，故久泻不愈，腹痛隐隐，表现以正虚为主，治以健脾助运化湿为主。代表方为参苓白术散、补气运脾汤等，药用黄芪、党参、炒白术、炒薏苡仁、淮山药、茯苓、藿香和苍术等。

为什么健脾可以祛湿？

脾的主要生理功能是主运化、统血，为后天之本。脾的运动特点是主升。脾为太阴湿土，又主运化水液，故喜燥恶湿。脾在体合肌肉、主四肢，在窍为口，其华在唇，在志为思，在液为涎。脾在五行属土，为阴中之至阴与四时之长夏相应，旺于四时。

🌱 肝气不舒的表现？

不同患者有不同表现，比如心情不好、食欲下降，女性患者的月经不调、乳腺增生，还有咽部的异物感，甲状腺患者的肝气郁结症，爱长出气等。

🌱 什么叫肝胃不和？

肝是主脾胃之气升降的，人不开心，忧愁、悲伤、恐惧、紧张、愤怒等负面情绪都会出现，肝是将军之官，不能忍受委屈，就找脾胃来发泄，于是升降失调，食欲下降，简单点说就是肝胃不和。

🌱 何谓调肝理脾法？

用于溃疡性结肠炎伴有肝郁脾虚表现的患者，临床常见腹痛，痛则想便，便后痛减，伴肠鸣、脉弦等，故临床治疗应从肝入手，疏肝气，健脾运，使肝之疏泄功能强健，脾之运化能力旺盛，以而达到助正气祛邪气的作用。

🌱 肝是如何影响肺、脾、肾的？

肝属木，脾胃属土，肝气郁结会导致"木不疏土"或"肝木横逆克脾土"。脾胃受伤虚弱，就会引发便秘、胃酸、胃痛等问题。肺属金，肝气郁结会造成"木火刑金"，肝火太旺会使肺部受到炙烤，出现呼吸系统和皮肤的相关疾病。肝气郁结，积热化火，还会引发阴亏。肾阴一旦不足，各种肾经相关疾病也会出现。

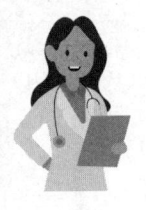

肝和脾有什么关系？

脾失健运日久，血无生化之源，或脾不统血，慢性失血日久，均可导致肝血不足。表现为食少、疲乏倦怠、头晕、目眩，妇女月经量少色淡等症状。另外，肝不藏血或脾不统血，藏统失司，均可引起血液运行失常，出现多种出血性疾病。

脾和肾有什么关系？

脾气虚弱，不能运化水液，或肾的阳气虚损，气化失司，可导致津液的输布、代谢出现问题，表现为面浮肢肿、腹胀、畏寒怕冷、手脚冰凉、腰膝酸软等脾肾两虚、水湿停滞等。

能增强脾胃功能的食物主要有哪些？

有益脾胃的食物，首推红枣、山药和薏苡仁，堪称"脾胃三宝"。

大枣是如何通过补气血来治疗溃疡性结肠炎的虚证的？

大枣有补脾胃、益气血的作用。李时珍称："枣为脾之果，脾病宜食之。"大枣是脾胃虚弱、气血不足、倦怠无力、失眠等患者良好的健康饮食佳品。大枣通过扶正的方法治疗溃疡性结肠炎。

溃疡性结肠炎患者可以服用哪些中成药？

治疗溃疡性结肠炎的中成药有许多，包括香连片、葛根芩连片、枫蓼肠胃康颗粒、肠康胶囊、六味香连胶囊、枳实导滞丸、人参健脾丸等，具体用药还需在医生指导下服用。

山药可以扶正治疗溃疡性结肠炎吗？

山药的营养价值很高，既有利于身体健康，又有美容的作用。平补脾胃的效果最好，通过补益脾胃从而扶助人体正气，达到治疗溃疡性结肠炎的目的。

山药与其他滋补食物有什么不同之处？

山药与其他滋补食物的不同之处在于，它滋而不腻。其他滋补食物常滋腻碍胃，湿郁化热。但山药不会，它不热不燥，为平补脾胃的良药，尤其是对五脏气血的虚损补益效果绝佳。山药常被用来治疗脾胃虚弱、疲倦无力、食欲不佳等病症。

红枣加山药同食是不是对治疗溃疡性结肠炎脾胃虚弱效果更好？

红枣配合山药做成山药红枣粥可用于脾虚食少，达到增加食欲，止泻的作用。

对脾胃虚弱的患者为什么首推薏苡仁？

薏苡仁具有健脾、补肺、清热、利湿的作用，而且特别容易消化吸收，是很好的食疗食物。现代医学研究表明，经常吃山药、大枣和薏苡仁，可以提高人体免疫力。如果将其一起煮粥，不仅可以预防胃炎、胃溃疡的复发，还可以减少患流感等传染病的概率。因此，非常适合脾胃虚弱之人食用。

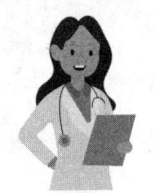

🌱 白头翁汤在溃疡性结肠炎中有什么重要的治疗作用?

白头翁汤的组成有白头翁、黄柏、黄连、秦皮。主要是清热解毒，凉血止痢。对治疗溃疡性结肠炎患者的腹痛，及其他症状，如时常想去厕所、排便不净、肛门灼热、下痢脓血、红多白少、口渴多饮、舌红苔黄、脉滑数等有很好的疗效。

🌱 地榆散主要用于溃疡性结肠炎出现的哪一症状?

地榆散主要应用于因湿热伤络所导致的大便出血，止血效果十分好，方中组成有地榆、茜草、黄连、黄芩、山栀、茯苓。有清化湿热、凉血止血等功用，常与其他方剂合用。

🌱 溃疡性结肠炎出现的脓血便、里急后重首推哪首方子?

首推槐角散，药物组成有槐角、地榆、当归、防风、黄芩、枳壳。主要作用为清肠疏风，凉血止血。

🌱 乌梅丸在溃疡性结肠炎中的主要作用是什么?

乌梅丸主要用于溃疡性结肠炎寒热错杂证，见下痢稀薄，夹有黏冻，反复发作，舌质红，或舌淡红，苔薄黄。药物组成有乌梅、细辛、干姜、黄连、当归、附子、桂枝、人参、黄柏。功效主治为温中补虚，清热化湿。可以说是治疗痢疾的名方。

🌱 葛根在溃疡性结肠炎治疗中起到的重要作用有哪些?

葛根有解肌退热、发表透疹、生津止渴、升阳止泻的功效。

溃疡性结肠炎多出现泄泻，利用葛根可以很好地起到止泻的作用。

什么药物为治疗溃疡性结肠炎的专药？

乌梅可称为治痢专药。溃疡性结肠炎可出现黏液脓血便，利用乌梅涩肠止泻，止血，敛肺止咳，生津，安蛔的功效，可以通过固涩大肠而达到止泻的目的。

诃子的功效和主治是什么？

诃子的功效有敛肺，涩肠，降气，利咽。主治久泻，久痢，脱肛，喘咳痰嗽，久咳失声。

地榆主要用于溃疡性结肠炎中哪个证型的治疗？

地榆主要用于溃疡性结肠炎的湿热痢证型。地榆有凉血止血，清热解毒，消肿敛疮的作用。用于治疗吐血，咯血，鼻出血，尿血，便血，痔疮出血，血痢，妇女月经过多，红白带下，湿疹，阴部瘙痒，水火烫伤，蛇虫咬伤等。

为什么说白芍是治疗溃疡性结肠炎的重要药物？

白芍有养血和营、缓急止痛、敛阴平肝的作用，有很好止痛的效果。溃疡性结肠炎常常伴有腹部疼痛，白芍可以通过疏肝来达到减轻腹部疼痛的功效。

肉豆蔻可以用来治疗虚寒痢和寒湿痢吗？

肉豆蔻有温中涩肠、行气消食的功效，正好可以通过温补脾

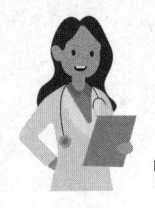

肾达到温阳的效果，从而弥补因阳气不足出现的寒湿痢和虚寒痢。

椿根皮有哪些功效可以用来治疗湿热痢？

椿根皮有清热燥湿，涩肠止泻，止带，止血的功效。所以可以用来治疗湿热白带，湿热泻痢，以及月经过多，漏下不止等症。

木香为什么可以用来治疗里急后重？

木香有行气止痛，调中导滞的功效。痢疾出现的里急后重可以通过木香的行气作用来调节大肠气机，从而解决老想去厕所的问题。

溃疡性结肠炎的外治法有哪些？

中医外治溃疡性结肠炎的方法很多，以中药灌肠治疗为主，此外，还包括中药栓剂、针灸治疗、穴位疗法、推拿按摩、肠道水疗、微波热疗等其他各式疗法。

历代医家针灸治疗溃疡性结肠炎的具体疗法有哪些？

针灸治疗具体有三种方法，其中包括艾灸疗法、针刺疗法、放血疗法。这些方法通俗来讲就是用针在特定的位置刺入，然后放血，再辅助用艾条熏烤，从而达到气血流通，气机通畅的目的。

什么叫针灸治疗？

针灸是在针灸理论的指导下，以选定的特定腧穴作为进针部位，采用针灸、艾灸等具体方法进行治疗。其主要功能在于针灸治疗可调节肠道，提高机体免疫力。针灸包括温针灸、针法、灸法、针灸结合中药、穴位埋线及注射等。腧穴方面主要选取足阳明胃经、足太阴脾经、足太阳膀胱经、任督脉穴位。

如何应用针灸治疗溃疡性结肠炎？

针灸是历代医家治疗本病的常用方法，常用的穴位有命门、关元、气海、天枢、足三里、上巨虚、中脘、阴陵泉、内关等。针刺治疗该病的特点主要表现在：多取足阴经穴，危重病症针灸并施，注重并发症的治疗。

关于腧穴的相关知识介绍？

腧穴是人体脏腑经络之气灌注于体表的特殊位置。腧本写作"输"，或从简作"俞"，有转输、输注的含义。穴即孔隙的意思，言经气所居之处。人体腧穴总体上可归纳为十四经穴、奇穴、阿是穴。腧穴的主治特点主要表现在三个方面，有远治作用、近治作用、特殊作用。

腧穴上的远治、近治作用是如何在治疗溃疡性结肠炎中体现的？

近治作用是指能够治疗该穴所在部位及组织、器官的病证，溃疡性结肠炎病位多在胃肠，故取中脘、天枢、神阙、气海、小肠俞，这就是近治作用的体现。远治作用是指不仅可以治疗局部病证，而且还可以治疗本经循行所及的远隔部位的脏腑、组织、器官的病证，如取小肠俞、足三里治疗溃疡性结肠炎就体现了远治作用。

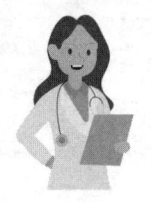

如何应用艾灸治疗溃疡性结肠炎？

艾灸治疗本病所选穴位以腹部及背部穴位为主，常用的穴位有中脘、关元、天枢、神阙、气海、小肠俞、足三里等。

艾灸疗法常取哪些穴位？

艾灸治疗本病所选穴位以脘腹及背部经穴为主。常用的穴位有中脘、天枢、神阙、气海、小肠俞、足三里等，均为治疗溃疡性结肠炎的重要穴位。

什么是灸法？对溃疡性结肠炎治疗有什么有益的作用？

灸，烧灼的意思。灸法具有温经散寒、扶阳固脱、消瘀散结、防病保健的作用。灸法主要是指借灸火的热力和药物的作用，对腧穴或者病变部位进行烧灼、温熨，达到防治疾病的一种方法，也可预防溃疡性结肠炎的发生。

足三里的位置及足三里对治疗溃疡性结肠炎的作用？

足三里位于外膝眼下三寸，是足阳明胃经的合穴，胃下合穴。主要补助人体正气，治疗虚症常用，从而达到扶助正气祛除邪气的目的。

何谓放血疗法？

因本病邪多在肠胃，初入血分，取其经，太阴、阳明、少阴经进行放血。据记载：某一少年患血痢，用针刺委中穴出血少许，疾病就可治愈,可见针灸放血疗法的便捷和神奇之处。

🌱 中药灌肠的主要方法?

溃疡性结肠炎的中药灌肠外治多采用清热解毒、凉血消痈、托疮排脓、敛疮生肌之法,可加快黏膜修复。中药灌肠液多为自拟方或传统方剂的加减运用,主要为经验方。

🌱 溃疡性结肠炎患者什么时候需要用灌肠药?

灌肠,是以药液或掺入散剂灌肠,通过药物的局部作用或经肠黏膜吸收后以治疗疾病的一种方法。适用于病变范围在大肠末端的患者,如直肠、乙状结肠,能保证局部药物有足够的有效浓度和作用时间,以减轻症状,促使溃疡愈合。其方法简便,吸收迅速,作用较快,还可以避免某些药物对胃黏膜的不良刺激,是一种经济而有效的疗法。

🌱 用于溃疡性结肠炎患者灌肠的中成药有哪些?

康复新液的功效:通利血脉,养阴生肌。内服:用于淤血阻滞,胃痛出血,胃、十二指肠溃疡,以及阴虚肺痨、肺结核的辅助治疗。外用:用于金创,外伤,溃疡,烧伤,烫伤等创面。用法:每次取药液50毫升稍温后于睡前做保留灌肠,每日1次。锡类散的功效:清热解毒,去腐生肌。用法:每次取1.2克锡类散加入50毫升温水中保留灌肠,每日1次。云南白药的功效:止血化瘀,解毒消肿。用法:每次取1~2克云南白药加入50毫升温水中保留灌肠,每日1次。小檗碱的功效:清热解毒,燥湿。用法:用1~2克本品加入50毫升温水中保留灌肠,每晚1次。生肌散的功

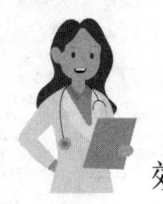

效：解毒生肌。用于疮疖久溃，肌肉不生，久不收口。用法：用4克本品加入100毫升温水中保留灌肠，每晚1次。

中药灌肠对溃疡性结肠炎患者有什么好处？

溃疡性结肠炎的病变部位大部分位于距离肛门较近的直肠及结肠下段。因此，中药保留灌肠是目前国内普遍使用的溃疡性结肠炎的局部疗法，作用直接，疗效显著。它的优点在于：一方面灌肠给药可使药物直接到达炎症所在部位，并使之充分接触病变部位，从而使药物迅速被吸收，充分发挥药物的局部治疗作用；另一方面，药物直接在肠道吸收，可以减轻对全身的毒副作用。肛门给药还可以防止胃肠道对药物的破坏。此外，与口服药相比，避免了吃中药的苦涩口感，特别对年老体弱，或同时伴有消化不好，不宜口服药物的患者更具有重要意义。

溃疡性结肠炎患者灌肠时需要注意什么？

灌肠治疗溃疡性结肠炎，炎症所在的肠段以距肛门60厘米以下最为合适，如果超过这个范围，灌肠药物很难到达炎症所在部位，需要全身用药。插入肛管时动作要轻柔，对有肛门疾病如痔疮、肛裂的患者更应小心，以避免造成伤害；灌肠前应先去厕所排便，或先使用排便药物，排便干净后，再进行药物灌肠治疗，取左侧卧位，臀部抬高10厘米，保留药液1小时以上。灌肠过程中随时观察病情，如果患者出现面色苍白，出冷汗，剧烈腹痛，心悸，气急等应立即停止灌肠，并做相应处理。

哪些中药可以用于溃疡性结肠炎灌肠？

灌肠治疗溃疡性结肠炎的中药应以辨证选药为原则，应先分清患者属于哪一种病证，再给予相应的药物治疗，由于溃疡性结肠炎是局部肠道黏膜的炎症，以下几类中药常用于灌肠治疗。常用清热解毒药有黄连、黄柏、苦参、青黛、金银花、蒲公英、马齿苋、白头翁、槐花、紫花地丁等。凉血消痈药有地榆、败酱草、鱼腥草、白蔹等。托疮排脓药有黄芪、白芷、桔梗等。敛疮生肌药有白及、儿茶、枯矾、蒲黄、血竭等。另外，还有化瘀止血药，如三七、茜草、红花、乳香、没药、当归等。涩肠止泻药，如乌梅、诃子、石榴皮、赤石脂、五倍子、海螵蛸等。锡类散为常用成药，主要成分为牛黄、青黛、冰片、珍珠、象牙屑等，牛黄有收缩血管的功效，青黛能够凉血解毒，改善毛细血管的通透性，冰片有较好的防腐止痒的功效，珍珠能够收敛生肌，快速修复黏膜溃疡。很多情况下，根据患者的证候类型，常联合选用多类药物进行治疗。

何谓传统灌肠法？

传统灌肠的方法多采用针筒推注式，通过直肠直接给药，使药液作用于病灶，促进消炎、止痛、止血及溃疡面愈合。

气药灌肠法的优势所在？

气药灌肠法治疗溃疡性结肠炎的临床疗效和肠镜下溃疡病变改善较好，尤其是对乙状结肠以上的难治溃疡性结肠炎的疗效确切。

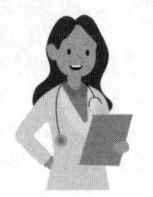

肠道水疗法主要作用途径？

目前，一些学者认为灌肠法虽可避免胃肠吸收不良所致药效下降及药物对胃肠刺激的不良反应，使药物直达病所，但其治疗偏重于远端结肠与直肠，且肠内容物及一些肠道致病因子未能很好消除，往往影响疗效。肠道水疗是将等渗的电解质液温和地反复经肛门注入直肠与结肠，经结肠途径在肠腔内建立有效的治疗系统，安全迅速地清除肠腔内粪便及有害的代谢产物，有益于黏膜修复愈合。

直肠点滴法产生的原因？

近年来有医者认为，传统灌肠方法由于肛管直径粗，灌肠液在短时间内注入肠内对肠道刺激性大，患者舒适性差，加之药物在肠道的保留时间较短、外溢明显等，影响了药物的吸收和利用，因此，纷纷采用改良保留灌肠法——直肠点滴法。

什么是直肠喷药？

在乙状结肠镜直视下将黄柏、黄连、马齿苋、五倍子、防风、赤芍、金银花组成的方子，用自制喷壶喷洒在病变部位。

中药栓剂的历史由来是怎样的？

栓剂作为古老剂型之一，最早在公元1550年的埃及《伊伯氏事本》中即有记载。我国使用栓剂也有悠久的历史，汉代《史记·仓公列传》、张仲景的《伤寒论》、晋朝葛洪的《肘后备急方》中都有类似栓剂的记载。中药栓剂直肠给药可使药物与病灶直接接触，达到内病外治的效果，且方法简单，较灌肠使用方便，更易为广大患者接受，可用于溃疡性结肠炎缓解期的治疗。

古人治疗溃疡性结肠炎有什么简便的方法？

独头蒜放入蜂蜜浸泡。首先双手叠合，以肚脐为中心，旋转式按摩，顺时针30圈，逆时针30圈，触到痛处稍加下压，每天一次，早晚均可，以促进大便排空，然后独头蒜若干，放蜂蜜中浸泡1~2个月后，每日早晨一粒，凉开水一大杯送服，治疗期间要调节好心情，保持乐观向上的生活态度。

医家对推拿按摩是如何描述的？

王培用全身和局部治疗相结合的按摩手法，包括背部推揉法、脐旁横摩法、胶肌提拿法、头部揉抹法治疗本病。许广喜用滚法、循经点按、弹拨法等手法行背部夹脊、膀胱经操作，然后在按摩部位涂抹红花油或按摩乳等按摩介质，从上至下做闪罐、推罐，以皮肤红润为度。腹部取中脘、天枢、关元、大横穴用一指禅推法推。陈玉红等将慢性结肠炎分为脾胃虚寒型、肝肾阳虚型、肝脾不和型、湿热型。采用腹部按摩、背部按摩的方法治疗。

中医是如何预防溃疡性结肠炎的？

在痢疾流行季节，可适当食用生蒜瓣，对防止感染有一定作用。每次1~3瓣，每日2~3次；或将大蒜瓣放入菜食之中食用；亦可用马齿苋、绿豆适量，煎汤饮用。痢疾患者，须适当禁食，待病情稳定后，予清淡饮食为宜，忌食油腻荤腥之品。

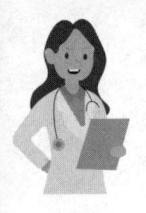

如何判断痢疾的转归、预后？

一般来说，能吃饭的患者病情轻，不能进食的患者重。下痢兼见发热不休，口渴烦躁，气急息粗，甚或神昏谵语，虽下痢次数减少，而反见腹胀如鼓者，常见于疫毒痢及湿热痢邪毒炽盛，热入营血之重证，如不及时救治，可发展为极其危险的病症。

是不是可以通过调节情绪来缓解溃疡性结肠炎？

中医认为溃疡性结肠炎与情绪有着十分密切的关系，可以通过调节自己的情绪，使肝气调达，有利于症状的缓解，所以保持愉悦的心情可以很好地预防和调控疾病的发生。

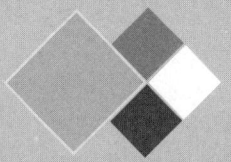

溃疡性结肠炎的日常调护

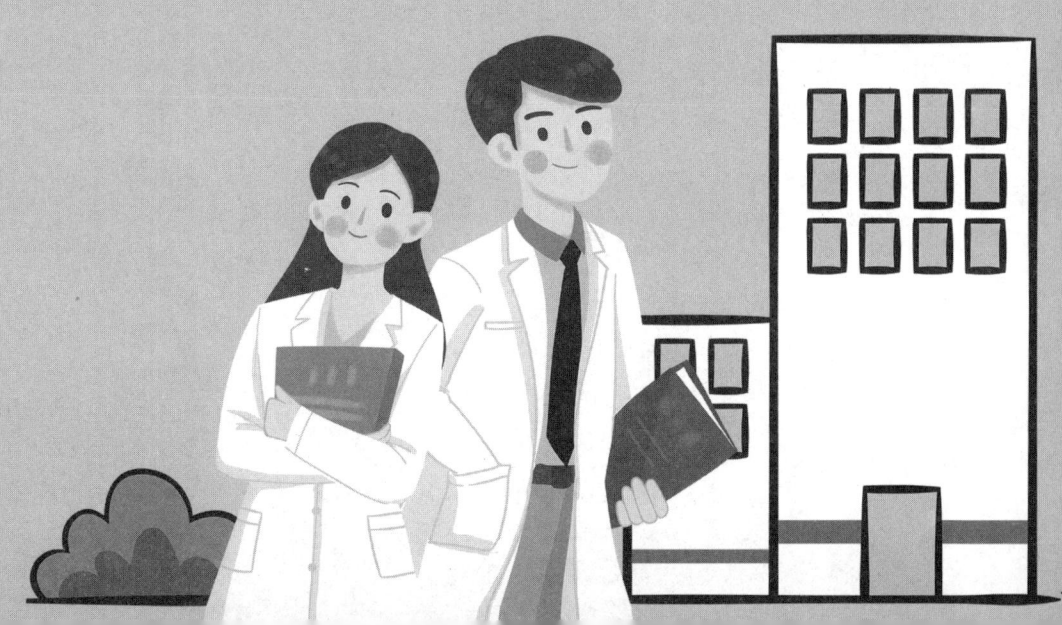

溃疡性结肠炎患者应如何调整饮食？

溃疡性结肠炎在发病时会出现腹痛、腹泻等症状，在这时不仅需要药物治疗，饮食上也要做出调整，如调整饮食为半流食或流食等以减轻肠道负担。

发病时，尽量减少摄入容易增加大便残渣的食物，即进行低渣低纤维饮食，如煮熟的蔬菜、去皮的土豆、白面包、白米饭、奶制品、蜂蜜、精制白面粉制成的饼干、蛋糕、新鲜去皮的水果等。对于正在发病的溃疡性结肠炎患者，低渣低纤维饮食和流质饮食可帮助减轻腹痛等症状。蔬菜水果是我们日常获取营养物质的重要来源，虽然大部分蔬菜水果都含有丰富的纤维，但我们可以通过改变烹饪方式来解决这个问题。蔬菜、水果建议去皮、除籽，切碎、煮熟后再吃。肉类食物则需要切碎，以蒸、煮、炖为宜，不可爆炒或油炸，以免加重胃肠负担。

存在肠道狭窄的患者，应避免摄入坚硬食物（如硬烧饼、种子、玉米等），否则会因坚硬食物无法通过狭窄的肠管而引起腹痛，甚至是肠梗阻。

有些患者会抱怨这样的饮食没有味道，让本就食欲不振的自己雪上加霜。对此，在做饭过程中可在菜品中加入适量的大蒜和洋葱提味，吃的时候把这些东西再拣出即可，如此不仅可以提高食欲又可避免这些食物对胃肠道产生不良刺激。

吃饭时应注意细嚼慢咽，充分将食物嚼碎并延长用餐时间以利于肠道更好地吸收。溃疡性结肠炎患者可少食多餐，每日 5~6 次进食。另外，要避免进食辛辣刺激油腻食物和饮酒。

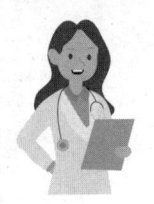

🌱 溃疡性结肠炎患者不应该吃哪些食物？

溃疡性结肠炎患者在吃了某些食物后会引起不适反应，在日常生活中要想办法规避。国内对于这方面的研究还有待完善，但是经过临床观察及患者反馈的信息，还是能总结出一些引起患者不舒服的食物。溃疡性结肠炎患者不应该吃的食物有生冷食物、辛辣刺激性食物（如辣椒、大蒜、芥末等）、油腻食物（肥肉、烧烤、炸鸡块等）、酒精类饮品、比较硬的食物（如点心、大饼等）等。另外，像汤圆、韭菜馅饺子等不易消化的食物也容易引起患者不适。

🌱 溃疡性结肠炎患者逐渐好转，饮食需要调整吗？

溃疡性结肠炎急性期的饮食只适合发病阶段，是临时的。溃疡性结肠炎患者随着病情的好转，饮食也要逐步调整，逐步过渡到正常饮食。首先，可以从已经耐受的食物开始，例如米糊、粥类、煮熟的蔬菜、剁碎的肉类食物、白水煮鸡蛋等。然后，慢慢添加各种食物，最初添加食物时不要太多，适量即可。吃的时候可以少吃一些，待确定身体可以耐受再逐步增加摄入量。几天后，可以再增加一种新的食物，如此循环往复直至恢复正常饮食。在这一过程中，建议做好饮食记录工作，如有不适及时联系医生，这样有助于尽快恢复正常饮食。

🌱 溃疡性结肠炎患者急性期绝对不可以吃什么食物？

忌辛辣刺激性食物，因为这类食物会对胃肠道产生不良刺激。因此，像辣椒、芥末、酒等辛辣刺激食物要远离，少吃大蒜、生姜、葱等。过冷和过热的食物也不能吃，虽然炎热的夏季吃点冷饮是让人舒爽的一件事，但是对于溃疡性结肠炎患者来说却可能带来意想不到的灾难。

忌油腻、油炸类食物。溃疡性结肠炎引起的腹泻多伴有脂肪吸收不良，甚至是脂肪泻。所以，对于溃疡性结肠炎患者的饮食，从食物的选材到烹饪方法上都要求低脂，即烹饪时少放油，尽量用蒸、煮、闷等方法，不吃油腻或者油炸类食物。

忌粗纤维和颗粒粗大的食物。对于健康人来说，我们鼓励大家多吃富含植物纤维的食物，但是对于溃疡性结肠炎患者，摄入粗纤维食物会对肠道产生不良刺激，影响肠道对营养物质的消化吸收，所以芹菜、韭菜、萝卜、粗粮等食物要忌口。疾病发作期，不吃生冷的蔬菜和水果，可将蔬菜水果加热做成蔬菜泥、水果泥等。肉类以瘦肉为主，尽量剁碎食用。

忌食海鲜。随着人们生活水平提高，海鲜成为人们餐桌上一道美味佳肴。但是，海鲜在中医上属于"发物"。海鲜中所含有的一些蛋白质不同于我们日常食物中所含的蛋白质，这些"特殊"的蛋白质很可能会引起肠道炎症反应加剧，进一步加重病情。

忌高渣食物的摄入。如点心、粗粮等易产生大颗粒残渣，其会刺激肠道炎症面，并且这些粗颗粒食物残渣不易消化，从而加重肠道负担。

溃疡性结肠炎患者缓解期饮食上有哪些注意事项？

溃疡性结肠炎缓解期的饮食不同于急性期，这一时期的饮食主要以均衡饮食为主。总的来说，均衡饮食要求每日摄入蛋白质（肉、蛋、豆腐等）、蔬菜、水果、淀粉类食物（如面包、米饭、

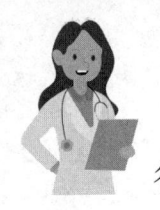

谷物等）、含钙丰富的奶制品（如不能耐受，可选择合适的替代品）、高能量食物等。与此同时，可根据个人喜好、耐受情况选择适合自己的食物。

有的患者受溃疡性结肠炎发病期的影响，对于疾病存在畏惧心理，导致饮食限制过于苛刻，这样不利于疾病的恢复。如果医生没有特别嘱咐避免摄入哪一类食物，原则上来说不应该避免摄入某种食物或对饮食做出限制。如果确实存在某种食物吃了之后出现腹痛、腹泻等不适情况，那么在日常饮食中则要注意，可适当地规避这些可能引起不适的食物。

此外，从人体的整体角度考虑，溃疡性结肠炎患者还要注意不能摄入可能增加其他疾病风险的食物，如油炸类食物（炸鸡块、炸薯条等）、辛辣食物（麻辣火锅、辣椒、花椒、大蒜、芥末等）、腌制类食品（如咸菜）等。

很多患者在读到溃疡性结肠炎患者饮食注意时，都会有疑问"如果按照饮食注意上写的，我觉得我没什么可以吃的了"。其实，并不是每位患者在吃了我们所列的饮食禁忌上的食物后都会出现不适反应，哪种食物不适合，需要患者自己在日常生活中去慢慢发现，从而制定适合自己的饮食，也可以求助医生或者营养师来量身定制。

有适合所有溃疡性结肠炎患者的饮食谱吗？

很多溃疡性结肠炎患者心中都有一个疑问："是否有适合所有溃疡性结肠炎患者的食谱。"在这里向大家说明一下，因为个体的差异性，没有食谱是适合所有的患者的。

很多患者喜欢听从病友的意见，尝试去限制或者选择某些食物。这里要劝解大家,这样做是不对的,并不利于疾病的恢复。因为个体的差异性以及每个人疾病类型和食物耐受情况的不同,没有食谱是适合所有患者的。同理,适合别人的不一定适合你。即使是同一个人,因为疾病的不断变化,饮食也要随之改变。但是一个总的原则就是营养要均衡,这样才有利于疾病的恢复。希望大家不要盲目听从别人的意见。

溃疡性结肠炎患者每天喝粥有助于康复吗?

临床上很多患者因为疾病的折磨导致吃饭时这也不敢吃、那也不敢吃,每天只能喝粥,长此以往身体所需营养得不到补充反而不利于身体的恢复。

溃疡性结肠炎急性期喝粥是有好处的,粥可以减少对胃肠道的刺激,而且不需要经过大量咀嚼与胃部蠕动就可以快速进入小肠,易被人体吸收。但是随着疾病好转,如果只是单纯每天喝粥就会起到相反的作用,因为人体要维持正常的运转需要每天摄入一定量的蛋白质、碳水化合物、脂肪、维生素、矿物质、微量元素等,但是粥只能提供一些碳水化合物及少量的营养物质。这就是为什么每天喝粥的患者最后身体反而越来越差的原因。

熬过溃疡性结肠炎发病期以后,患者的饮食关键要营养均衡,摄入的营养物质要全面充足。在可以耐受的食物里,尽量放开饮食。肉、蛋、奶、蔬菜、水果都要吃一些,这样身体才可慢慢恢复,疾病才会慢慢祛除。

人体是一个整体,只有身体好了,溃疡性结肠炎才能慢慢康复,从而形成一个良性循环。广大患者切不可因噎废食。

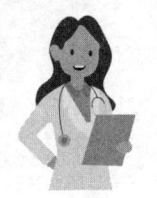

怎么确定适合个人的食谱？

由于个体差异性、疾病性质的不同，溃疡性结肠炎患者在饮食上需要建立属于自己的食谱。关于确定适合患者自己的食谱，这是一个需要耐心探索的漫长过程。

找到自己能吃和不能吃的食物是建立个人食谱的重要内容。大家不妨通过饮食日记的方式来记录和管理自己的饮食。饮食日记可以帮我们更清楚地记录下我们每天都吃了哪些食物，吃了以后是否出现不适症状。如果连续或者间断摄入某种食物后出现腹痛、腹泻等不适症状的话，我们就要改变这种食物的烹饪方式或者将其列入禁食名单中。例如，有的患者在吃了红烧茄子后出现不适，但是改为清蒸茄子就没事了。如果害怕再次尝试引起不适情况，我们可以在日常饮食中避免摄入这种食物。

当病情逐渐好转以后，我们可以尝试将之前禁食名单中的食物"解禁"。因为有些之前不能吃的食物，随病情好转，也是可以耐受的。但是也有患者在疾病发作时不能耐受这种食物，病情好转后依旧不能耐受，那么在以后生活中就不要轻易去尝试这种食物了。

在建立适合个人的食谱过程中，我们一定要谨记保持营养摄入的充足和平衡，尽量保持饮食的多元化。

溃疡性结肠炎患者需要了解哪些饮食知识？

作为溃疡性结肠炎患者，日常生活中的一些必要的饮食知识也是需要去了解的，以免在恢复饮食的过程中误入歧途。

溃疡性结肠炎会迫使我们改变饮食习惯，这种情况下，有一些饮食概念和知识必须要了解，如低渣低纤维饮食、流质饮食、半流质饮食、低脂饮食等。

什么是低渣低纤维饮食？

低渣饮食是要尽量减少食物经消化后留下残渣的一种饮食，以减少肠道的机械性刺激，使其获得充分的休息，并帮助伤口早日愈合。低纤维饮食是指食物纤维含量极少、易于消化的饮食。

低渣低纤维饮食包括：精制的五谷类（白米饭、面包、面条等），不可食用米糠、糙米、燕麦、全麦制品等；肉类要选用去皮、去筋的嫩肉，瘦肉要剁碎、绞碎，不可食用带皮连筋或者油炸、油煎的肉；蛋类以清水煮或蒸为主，不可食用油炸、油煎、卤制的蛋类；豆类制品选用经过加工的豆干、豆腐、豆浆等，不可选用未经加工或者油炸类的豆制品；蔬菜类以经过过滤的蔬菜汁或者嫩叶菜，及去皮、去籽的瓜类为宜，土豆、胡萝卜宜去皮打成泥糊状，不宜食用芹菜等粗纤维蔬菜；水果宜去皮、去籽，果汁要过滤。

一般情况下，低渣低纤维饮食只是暂时的，在这一过程中一定要把握适度原则，不可过分限制饮食。营养均衡对于患者来说是很重要的。

什么是流质饮食？

流质饮食顾名思义就是呈液体状、易吞咽、易消化、无刺激性的饮食。但是因为这类食物缺乏足够的能量以及各种营养物质，一般只适用于疾病的急性期，或者与肠内/肠外营养搭配。主要包括米汤、菜汤、豆浆、去除残渣的果汁、乳类等。

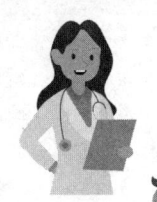

什么是半流食？

半流食指的是呈半流质状态、质软、易咀嚼、易吞咽、易消化的食物。半流食主要包括白米粥、肉末粥、小米粥、皮蛋瘦肉粥等粥类，挂面、面片汤、馄饨等汤面类，鸡蛋羹、豆腐脑等羹类食物。一般情况下，半流食是适合疾病发作期饮食。

什么是低脂饮食？

低脂饮食从字面意思可以看出是在日常饮食中限制脂肪的摄入量。像油炸类食物、肥肉、蛋黄等食物是要规避的。低脂饮食患者需要改变烹饪方式，主要以蒸、煮、炖等少油或者无油的烹饪方式为主。低脂饮食不光有利于溃疡性结肠炎恢复，对于身体的其他脏器也是有好处的。

随着病情好转，需要多久才可将饮食调整为正常饮食？

随着病情好转，饮食也要逐步恢复正常。疾病期的饮食只是暂时的，但是恢复正常饮食也不是一蹴而就的，需要我们循序渐进，这个过程可能需要持续很长一段时间。因为病情及体质的不同，饮食恢复正常的时间也有所不同。

在这里需要向大家强调的是哪怕疾病恢复，在今后的饮食上也要注意，不可像发病前那样想吃什么就吃什么。

食疗可以代替药物治疗溃疡性结肠炎吗？

目前，尚未发现某种食物可以治愈溃疡性结肠炎，但是正确饮食对疾病的恢复很有帮助。当前阶段，治疗溃疡性结肠炎主要是以药物治疗为主，饮食为辅。并且每个患者的饮食需要进行个体化定制，适合别人的不一定适合自己。需要通过个人不断摸索，最终找到适合自己的饮食方案。所以，不可轻信病友们或者广告推销的意见，以免适得其反。如果想要尝试某种饮食方案而自己又没有主意的话，不妨去咨询一下医生。

溃疡性结肠炎会影响肠道功能吗？

溃疡性结肠炎的病变范围主要集中在大肠，所以此病对于肠道营养吸收会有一定的影响，但是不会像克罗恩病（病变部位主要在小肠）那样对肠道吸收功能影响那么大。如果溃疡性结肠炎累及小肠上段，会导致患者对很多营养物质的吸收障碍，比如脂肪、蛋白质、维生素、碳水化合物等，但是这种情况比较少见。总体来说，溃疡性结肠炎患者肠道吸收功能通常没有障碍。

溃疡性结肠炎对肠道的影响主要体现在由于炎症的影响，肠道对水的重吸收功能障碍出现严重的腹泻。

溃疡性结肠炎患者出现便秘怎么办？

溃疡性结肠炎患者出现便秘后会因为干硬的大便与溃疡面接触引起疼痛感。最简单的一个办法就是多喝水，这对于改善便秘可能会有帮助。根据个人的身体状况，可以适当在饮用水中加入一些蜂蜜以润滑肠道，使排便顺畅。另外，也可观察食物中的纤维含量情况，适当增加对纤维食物的摄入，因为食物中含有的纤维可以使粪便体积增大从而刺激肠道产生排便的感觉。当患者遇到这种情况时，建议根据自身情况适当调整饮食或者在医

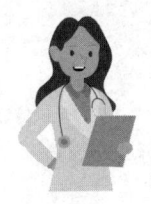

生指导下制定健康饮食。

🌱 儿童或青少年患者如何补充营养？

溃疡性结肠炎虽然多见于成人，但是也有一部分儿童或青少年患者由于自身体质、生活环境以及饮食习惯等原因导致溃疡性结肠炎出现在他们身上。对于这些小患者，日常饮食中的营养补充也是很重要的。

儿童或青少年由于正处于智力和身体发育的重要阶段，体内新陈代谢快，营养需求旺盛，所以这一时期给予儿童或青少年患者的营养和能量一定要充足合理，以保证其健康成长。在这个过程中，高热量食物不可或缺，但是也要注意营养的均衡摄入，特别是保持充足的维生素供给。这一时期的儿童或青少年有一个共性就是容易偏食，因此，在适当的情况下需要我们摄入一些如维生素 D 和钙类制剂的补充物。

总的来说，对于儿童或青少年患者来说，保持均衡的营养以及身体发育所需的能量是这一时期补充营养的关键所在。

🌱 溃疡性结肠炎患者喝纯牛奶后出现腹胀、乳糖不耐受的情况怎么办？

纯牛奶营养丰富，富含钙、蛋白质、维生素等营养物质。但是生活中有一部分人在饮用牛奶后会出现腹胀、腹泻等不适，这类人很可能存在乳糖不耐受的情况。这时候就需要在日常生活中多加注意。

一般来说，只要喝了牛奶不出现腹胀、乳糖不耐受等情况，很少有患者需要在饮食中规避牛奶。想喝牛奶又怕出现腹胀、乳糖不耐受，建议：把牛奶多分几次喝，每次喝的量可以少一些，以不出现不舒服的情况为标准。当身体慢慢耐受当前饮用量后，可以试着慢慢加量，并减少饮用次数。有些患者通过这个方法来减轻乳糖不耐受，取得了不错的效果。饮用牛奶时，可以与面包等食物混合摄入。或者在吃饭时饮用适量牛奶，以减轻乳糖不耐受的情况。或者喝牛奶前吃一片乳糖酶，亦或饮用含有乳糖酶的奶粉，以预防乳糖不耐受的情况发生。

喝酸牛奶有什么好处？

酸奶是以牛奶为原料，经过发酵制作而成的一种乳制品。酸奶除了具有牛奶富含钙、蛋白质的特性外，还含有丰富的益生菌，这些益生菌对于调节肠道菌群有很大的帮助。当前，科研人员通过对肠道益生菌和炎症性肠病的研究发现，摄入含有益生菌的酸奶不仅对调节肠道菌群有益，还具有一定的抗炎作用。一般在度过溃疡性结肠炎急性期后，患者可根据自身情况来决定是否饮用酸奶。日常生活中超市里有多种酸奶制品供我们挑选，但是对于胃肠不好的患者，不建议饮用凉的酸奶，以常温酸奶为宜。

如何选择酸牛奶？

在选择酸奶的过程中，我们一定要能识别出哪些是真正的酸奶。包装上写着"发酵乳"的一般是酸奶，写着"风味发酵乳"的酸奶里面一般都会加有糖、果粒、发酵菌等配料。风味乳类属于饮料，并不是真正的酸奶。

酸奶中的益生菌繁多，在选择时给大家一些小的建议。一般建议购买含有双歧杆菌、嗜酸乳杆菌的酸奶，这些菌群在进入肠

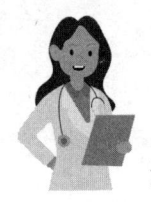

道后不仅增加肠道有益菌的数量,而且对调节肠道菌群发挥着重要作用。

溃疡性结肠炎患者可以吃水果吗?

一般来讲,溃疡性结肠炎患者是可以吃水果的,但是具体怎么吃,要根据每个患者的病情做出适当调整。水果是日常生活中很受人们欢迎的一种食物,含有丰富的维生素等营养物质。对于病情较轻的溃疡性结肠炎患者来说,在吃水果时尽量削皮、去籽。病情较重的溃疡性结肠炎患者如果想吃水果的话,建议将水果切成小块蒸熟或蒸熟后捣成泥状再食用。条件允许的患者可用榨汁机将水果榨成汁来饮用,这样既保证维生素摄入充足,又能最大限度地减轻肠道负担。此外,不论溃疡性结肠炎轻重均不可吃刚从冰箱拿出来的凉水果,以免刺激肠道产生不适感或加重病情,过凉的水果可以在室内放置常温之后再吃。

溃疡性结肠炎患者可以吃肉吗?

溃疡性结肠炎患者如果处在发病期,要根据当时自身的病情来决定能不能吃肉,不在发病期的患者是可以吃肉的。在这里要说明一下,溃疡性结肠炎患者并不是所有的肉都可以吃,如牛肉、羊肉这类在中医上称之为"发物"的肉类不可食用,又如烤肉、肥肉、腌制的咸肉等不易消化的肉类是在禁食名单上的。

日常生活中我们需要从肉类中摄取多种营养物质,溃疡性结肠炎患者在吃肉时注意以瘦肉为主,烹饪时炖烂或剁碎做成肉汤服用,煎、炸等烹饪方式是不可取的。在吃肉的同时要做好荤素搭配,保证营养的均衡摄入。

🌱 吃海鲜对病情有影响吗？

海鲜是人们比较喜爱的一种食物，但在中医角度看，海鲜属于"发物"，对疾病的恢复不利，甚至会加重病情。海鲜中的蛋白质和我们所认知的蛋白质存在差异，有的人在吃了海鲜之后会出现过敏反应，导致炎症进一步加重，这都是我们在临床中碰到过的情况。目前，国内外没有实验或者是大数据样本来印证这个观点，所以，溃疡性结肠炎患者如果想吃海鲜，还需要根据自身的情况作出合理地选择，建议在吃海鲜之前先咨询一下专业的医生。

🌱 溃疡性结肠炎患者可以喝饮料吗？

溃疡性结肠炎患者不建议喝饮料，因为其中的添加剂有可能会对病情产生影响。如汽水、苏打水、含咖啡因的功能性饮料及咖啡等会让患者出现类似于肠易激综合征的症状。碳酸类饮料可能会对溃疡面产生刺激而出现腹痛、腹胀等不适。每个人因体质的不同，对饮料的耐受存在差异，因此，需要根据自身情况以及喝饮料之后的感受来决定。

🌱 儿童患者可以吃冰激凌、汉堡等零食吗？

在大家印象中冰激凌、汉堡、比萨等食物属于垃圾食品，平时都要求孩子少吃这类食物，溃疡性结肠炎患者更不应该吃。但是，事实上溃疡性结肠炎患者并不是完全不能吃这类食物的。

这类食物有的也是含有营养物质的，如儿童喜欢吃的比萨饼能提供充足的热量；汉堡的皮含有B族维生素；冰激凌里含有钙、

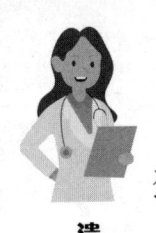

蛋白质等。但是这类食物脂肪、盐的含量比较高，不应摄入过多。儿童处于懵懂的时期，对这些食物充满着好奇和向往也是可以理解的，过分节制可能会对孩子童年产生不好的影响。所以，孩子偶尔吃一些这类食物也是可以的，但切记要适度。

喝茶可以调理胃肠道吗？

茶在我国饮食文化中占有重要的地位，很多人喜爱饮茶。喝茶对溃疡性结肠炎患者并不一定有好处，因为像绿茶、红茶、普洱茶等茶水中含有咖啡因，会使溃疡性结肠炎患者的腹泻症状加重。对于经常摄入咖啡因的患者来说，这种情况可能会好很多。但是对于之前不经常饮用含咖啡因饮品的患者来说，突然大量的喝茶有可能会加重腹泻。

对于喜欢喝茶的患者可以从少量开始喝起或者饮用不含咖啡因的茶，每个人可根据自身情况做出有利于自己的选择。想依靠喝茶来调理胃肠道是不现实的，溃疡性结肠炎患者需要药物、饮食、情绪等综合管理来使胃肠道慢慢恢复正常。

补充铁剂对溃疡性结肠炎患者有好处吗？

溃疡性结肠炎的主要临床表现是黏液脓血便，这种持续性脓血便会导致身体丢失大量的铁剂。持续的铁丢失，可引起贫血，导致患者面色苍白、疲乏无力、头晕等不适。因此，持续性黏液脓血便的患者适当补充铁剂是很有必要的。从另外一个角度说，丢失的铁得到补充，身体内的铁元素得到补充，也能促进疾病的恢复。

什么食物可以补铁？

溃疡性结肠炎患者由于长期便血导致大量铁丢失，进一步导致贫血发生。在贫血较轻时，暂不需要服用铁剂来治疗，患者可以通过食物的摄取来补铁。下面介绍几种补铁食物。

菠菜在中医角度说具有滋阴养血的作用，作为绿叶蔬菜，其富含丰富的植物纤维，对疾病的恢复也是有帮助的。

1. 猪肝，溃疡性结肠炎恢复期患者可以适当吃一些猪肝，有助于补血。每100克猪肝含有铁25.0毫克，磷270毫克，蛋白质21.3克，属于大家比较熟悉的补铁食物之一，溃疡性结肠炎恢复期患者可以适当吃一些猪肝。

2. 瘦肉，虽然含有的铁剂不是很多，但是铁的利用率却与猪肝不遑多让。瘦肉中含有血红蛋白，相比直接补充铁剂要更容易被吸收。此外，瘦肉中的血红蛋白比植物中的更容易吸收，而且瘦肉购买及烹饪都比较便捷，因此比较受欢迎。

3. 黑木耳，属于天然的补铁食物，被誉为"素中之王"。每100克黑木耳中含有185毫克的铁。烹饪比较便捷，煮、炒、蒸等都可以。

4. 红枣，是大家熟知的补铁佳品，含有丰富的钙和铁。对于溃疡性结肠炎患者来说，在吃红枣的时候还是要适量，尽量以汤或者粥的形式食用。

此外，日常生活中还可以增加其他含铁丰富的食物的摄入，如瘦肉、鸡蛋、豆类、动物内脏等。补充口服铁剂药物时，切记在服用铁剂30~45分钟内不可喝茶或者饮酒，因为茶和酒所含有的鞣酸可以与铁结合，从而影响铁剂在体内的吸收。碳酸饮料、牛奶、含植酸盐的谷物也不应在服用铁剂30~45分钟内摄入。在

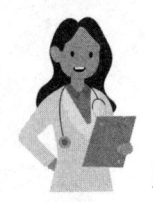

服用铁剂时可以吃含有维生素 C 的食物，其中含有的抗坏血酸能促进铁的吸收。

溃疡性结肠炎患者需要补钙吗？

缺钙是溃疡性结肠炎患者常见的临床表现之一，主要由于溃疡性结肠炎发病期饮食受到限制，致使钙摄入受限，身体得不到有效补充。此外，溃疡性结肠炎患者在治疗期间需要用到泼尼松等激素，这些激素会延缓新骨生长，分解旧骨，妨碍钙的吸收。另外，溃疡性结肠炎疾病本身与骨质疏松有着一定的关系。对于有上述风险的患者建议在医生指导下及时补钙。

溃疡性结肠炎患者如何补钙？

补钙的途径有很多，最常见的是服用钙片。此外，通过食物摄入补钙也是一种有效途径，如奶制品、肉、蛋、蔬菜等食物均含有丰富的钙。患者可在医生指导下科学补钙，并定期检测骨密度，做到及早防治。

溃疡性结肠炎患者有必要补充叶酸和维生素吗？

有的溃疡性结肠炎患者需要服用甲氨蝶呤或柳氮磺吡啶，就需要适当的补充叶酸，每天 1 毫克即可。怀孕的溃疡性结肠炎患者怀孕前至怀孕 12 周期间，每天应补充叶酸 400 微克左右。

维生素的种类比较多，大家比较熟知的是维生素 B12、维生素 D 等。因为每个人体质和病情不同，不能"一刀切"，要根据患者实际情况来决定是否需要补充。建议有这方面需求的患者可以前往正规医院通过血液检查确定是否存在维生素缺乏的情况，然后再选择补充维生素的类型及方法。

吸烟对病情有影响吗？

目前，医学界关于吸烟对溃疡性结肠炎的影响没有明确的定论，有一些研究发现吸烟反而对溃疡性结肠炎有保护作用。听上去这个消息很不可思议，但并不是所有的研究都支持这个论断。尼古丁治疗溃疡性结肠炎还处在研究阶段，一些研究认为像尼古丁口香糖、尼古丁灌肠等治疗对于溃疡性结肠炎有一定疗效。但是也有研究者在临床治疗中取得的效果不理想并且可能存在恶心呕吐、头晕等不良反应。

先不论吸烟对病情的影响，吸烟本身就对肺、心脑血管等产生不良影响，增加癌症发病率。因此，从健康角度出发，还是劝解大家戒烟。此外，有研究发现，戒烟有利于阻止疾病的复发，吸烟患者的复发率是戒烟患者的2倍。总的来说，吸烟对身体弊大于利，从疾病的治疗角度看，戒烟的有益作用是长远的。

溃疡性结肠炎患者可以喝红酒吗？

溃疡性结肠炎患者是不可以饮酒的，包括啤酒、白酒、红酒等，凡酒精性饮品都不适宜饮用。有的人认为红酒养胃，对肠道也有好处，抱着这种想法的人应该不在少数。在这里可以负责任地告诉大家，溃疡性结肠炎患者不建议喝红酒。因为红酒中的酒精会刺激肠壁引起肠壁水肿，刺激肠道蠕动使病情加重。病情较轻时可以选择药物治疗，但是病情较重、出血难以控制时则需要手术治疗。因为溃疡性结肠炎病情容易反复，所以即使症状得到控制、病情好转，也不宜饮酒。

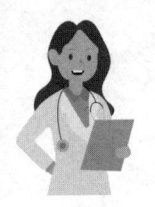

溃疡性结肠炎患者以休息为主,意味着什么也不干吗?

爆发型、急性期和严重的慢性溃疡性结肠炎患者需要卧床休息,处在疾病缓解期的患者则不需要太多的卧床休息。虽然溃疡性结肠炎患者应该以休息为主,但并不意味着什么也不干。溃疡性结肠炎患者在身体能耐受的情况下可以适当地进行一些体力劳动和户外活动。一味的休息对溃疡性结肠炎患者来说并不是什么好事,机体长时间处于"待机"状态,身体机能会不断退化,更不利于疾病的恢复。在疾病进入缓解期后,保持适当的活动可使身体维持相应的"活力",加速新陈代谢,增强免疫力,有利于疾病的痊愈。

溃疡性结肠炎患者需要卧床休息主要针对急性期、爆发型和严重慢性的溃疡性结肠炎患者,这三种情况下需要患者严格卧床休息。同时,卧床期间要搞好个人卫生,勤擦洗身子,勤换内衣,防止褥疮。此外,卧床时可以在床上适当活动上下肢、左右翻身,以防肌肉无力及静脉血栓形成。保持房间良好的采光和通风。

哪些体育活动适合溃疡性结肠炎患者?

生命在于运动,这是生命存在的规律。适当的运动除了能强身健体外,还可以陶冶情操、发泄不良情绪。对于喜欢运动的患者,一般只要疾病处在缓解期或得到有效控制,并且患者本人自我感觉良好,就可以进行一些体育活动。但是对于年纪太大的患者则不建议进行大量的运动。此外,溃疡性结肠炎患者是不建议进行剧烈运动的,如踢足球、打篮球、冲刺赛跑等。外出遛弯、慢走、慢跑等消耗能量小的活动都是可以的。因为体质的差异,每个人能耐受的体育活动需要根据自身情况来确定,建议咨询专业医生,听听他们的建议。

偶尔吃顿烧烤对溃疡性结肠炎患者的病情有影响吗？

在疾病缓解期，偶尔吃顿烧烤是允许的。但我们建议患者还是少吃烧烤比较好，因为烤制类的肉制品本身就含有一定的致癌物质，并且肉质较硬，不易消化。所以一般不建议溃疡性结肠炎患者吃烧烤，以免使病情加重或反复。溃疡性结肠炎患者平日的饮食应该以清淡饮食为主，少食辛辣油腻刺激性食物，可以常吃健脾益气、消食和胃的食物，如萝卜、山药以及十字花科类食物。

用茯苓、薏苡仁熬粥能除湿健脾，对缓解溃疡性结肠炎患者的病情有帮助吗？

溃疡性结肠炎在中医上讲主要是脾胃虚弱，感受外邪、忧思恼怒致脾胃损伤，湿热内生，病邪客于肠腑，使大肠气血壅滞、传导失司而发为本病。

茯苓具有健脾和胃、宁心安神和渗湿利水的功效；薏苡仁具有健脾除湿、利水渗湿、除痹排脓之功。这两味中药是健脾之佳品，而且价格不贵，获取便捷，一般在中药材店里就可获得。多数患者是将其打成粉末状，在熬粥的时候放入适量的茯苓粉和薏苡仁粉，通过两药健脾益气、化湿止泻之功效，使脾健湿去，瘀滞疏通，肠膜修复，对溃疡性结肠炎的恢复很有帮助。

生闷气对溃疡性结肠炎患者的病情有什么影响？

忧思恼怒是溃疡性结肠炎发病的一个重要因素，常生闷气之人会导致胃肠气滞，进而损伤脾胃使之气血不畅，壅滞为病。对

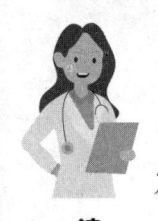

发病期和缓解期的患者来说,生闷气会使病情加重或反复。门诊遇到很多病情得到控制的患者在生气后再次反复。因此,为了促进疾病的康复,患者应该保持心情舒畅,这样才能使疾病朝着良好的方向发展。

一生气溃疡性结肠炎就发作该怎么办?

生气后溃疡性结肠炎发作的病例屡见不鲜,现代人生活工作压力大,情绪易急躁,这也是溃疡性结肠炎发病的一个重要原因。所以,我们要从改善自身情绪做起,这样才会阻止疾病的反复发作。

生气是人的一种自然情绪,但是因为不必要的事生气不仅耽误事情而且还会影响身体健康。怎样才能变得不爱生气,不妨听听以下建议。

首先,克服心理压力是很重要的。一个心怀大志的人从不会因生活琐事而生气,绝大多数事在他们眼里是不值一提的。做到自我境界的提升是克服爱生气的重要一步。

其次,保持一个乐观的心态也很重要,对"天之惑"(指不可抗力的自然因素所导致的事情)和"人之惑"(指人与人之间的摩擦),保持一份平常心,积极乐观应对。

再次,作为一个有血有肉的正常人,有点情绪也是正常的,当这种情绪影响到我们身体健康的时候,我们则要想办法去化解这种不良情绪,试着从好的方面来思考所遇到的事。

更年期遇上溃疡性结肠炎有什么好办法?

更年期与溃疡性结肠炎发病关系不大,但是更年期情绪以及内分泌方面的改变会对疾病产生影响。努力改善情绪上的大起大落,尽量不要有大的情绪波动,保持积极乐观的心态。当更年期出现严重的症状时，可前往当地医院寻求医生的帮助，在医生指导下进行积极的治疗。

熬夜对溃疡性结肠炎有哪些不良影响？

睡眠是人体顺应自然的重要表现，但是现代人因为工作及娱乐等方面的影响导致熬夜比较严重。俗话说得好"睡眠是最好的药物"，保持充足的睡眠对身体很有好处。溃疡性结肠炎最忌熬夜，因为熬夜不仅使自主神经功能紊乱，还会使身体免疫力下降，从而导致病情加重。所以，溃疡性结肠炎患者不要熬夜，要养成良好的作息习惯，做到早睡早起，这样才能使身体保持健康，远离疾病的困扰。

溃疡性结肠炎患者爱上厕所，受到周围人的嘲笑怎么办？

溃疡性结肠炎因其发病的特殊性，患者经常腹泻而频繁的上厕所会招致周围人异样的眼光甚至是嘲笑，久而久之，患者本人可能会变得很敏感甚至是自卑。其实，这本不是什么丢人的事，患者应该正视这个疾病，跟身边的朋友和家人解释一下该病的发病特点，这样他们就会理解你，才不会嘲笑你。同时患者本人也要知道，总爱上厕所是暂时的，随着疾病好转，这种情况会慢慢好转的。因此，患者要树立战胜疾病的信心，积极面对生活中的困难。

溃疡性结肠炎患者总爱放屁怎么办？

总爱放屁是一件很令人尴尬的事，下面一些意见，可能对改

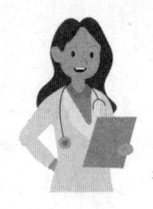

善这种情况有所帮助。

1. 尝试改变饮食习惯。吃饭时闭上嘴巴细嚼慢咽，不建议大声说话，禁止狼吞虎咽，以防将过多的空气吞咽进胃肠道内。喝水时不要太快，最好不要用吸管。

2. 饮食方面。避免吃容易产气的食物，如洋葱、萝卜、豆类、包心菜等，酒类饮品、咖啡、辛辣刺激性食物也是不宜食用的。鸡蛋、高脂肪的食物要控制摄入量。

3. 情绪上避免焦虑紧张。情绪紧张会影响人的消化功能，也会对放屁产生影响。摆脱压力的束缚，放松身心，保持适度的运动也有助于改善这种情况。

怎样帮助青少年患者保持健康心态？

家长要积极与孩子沟通，让孩子说出心中的忧虑，尽量向孩子简单明了地介绍这种疾病的发病原因、症状、愈后及注意事项，让孩子对疾病有一个大概的了解。这样做有助于减轻孩子的心理负担，同时也更有利于孩子配合治疗。

在就诊时，尽量让孩子自己向医生诉说不适症状并且提出疑问，有助于培养孩子独立面对疾病的能力，让他学会对自己的健康负责。

带着孩子定期复查。因为溃疡性结肠炎病程及治疗时间比较长，每次复诊会让孩子感受到家长和医生都在为他的疾病努力。同时也可加深他们对疾病的认识，直观地了解疾病所处的阶段，有助于信心的恢复。

让孩子认识到疾病也属于生活的一部分，多与他们交流，告诉他们自己与同龄人没有特别的差异，鼓励孩子多与身边的朋友交往。